iNMUNOTERAPIAS

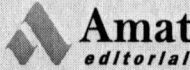
Amat
editorial

Amat Editorial, sello editorial especializado en la publicación de temas que ayudan a que tu vida sea cada día mejor. Con más de 400 títulos en catálogo, ofrece respuestas y soluciones en las temáticas:

- Educación y familia.
- Alimentación y nutrición.
- Salud y bienestar.
- Desarrollo y superación personal.
- Amor y pareja.
- Deporte, fitness y tiempo libre.
- Mente, cuerpo y espíritu.

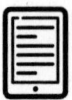

E-books:
Todos los títulos disponibles en formato digital están en todas las plataformas del mundo de distribución de e-books.

Manténgase informado:
Únase al grupo de personas interesadas en recibir, de forma totalmente gratuita, información periódica, newsletters de nuestras publicaciones y novedades a través del QR:

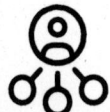

Dónde seguirnos:

 | @amateditorial

   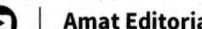 | **Amat Editorial**

Nuestro servicio de atención al cliente:
Teléfono: **+34 934 109 793**
E-mail: **info@profiteditorial.com**

Dr. Stéphane **Champiat**
Dr. Nicolas **Noël**

iNMUNOTERAPiAS

para combatir

CÁNCERES · iNFECCIONES · ALERGIAS
ENFERMEDADES AUTOiNMUNES

Descubre el poder de nuestro sistema inmunológico

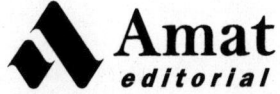

La edición original de esta obra ha sido publicada
en lengua francesa por Guy Trédaniel éditeur
con el título *Immunothérapies*, de los doctores
Stéphane Champiat y Nicolas Noël.

© Stéphane Champiat y Nicolas Noël, 2024
© Profit Editorial I., S.L., 2024
  Amat Editorial es un sello de Profit Editorial I., S.L.
  Travessera de Gràcia, 18-20, 6º 2ª. 08021 Barcelona

Diseño de cubierta: XicArt
Diseño maqueta: Bénédicte Souffrant PCA-CMB
Maquetación: gama sl
Ilustraciones: pp. 10-16, 20, 22-24, 26, 28, 29, 31, 34, 36, 39, 41, 43, 49, 58, 61, 63, 76, 77, 79, 98, 99, 103, 106, 115, 120, 132, 158, 193 y 204 de Isabelle Godiveau.
Ilustración iStock de la página 148 de VectorMoon.

ISBN: 978-84-19870-20-9
Dipósito Legal: B 4121-2024
Primera edición: Abril de 2024

Impresión: Gráficas Rey
Impreso en España - *Printed in Spain*

Índice

CAPÍTULO 4
Alergías e hipersensibilidades

CAPÍTULO 5
Enfermedades autoinmunes e inflamatorias

CAPÍTULO 1

El sistema inmunitario

UN PAPEL ESENCIAL

El sistema inmunitario es el sistema de defensa del organismo. Combate los ataques o agresiones, ya sean de microorganismos como bacterias o virus, o de la conversión de nuestras células sanas en células cancerosas. También interviene en caso de agresión física o química para desencadenar el proceso de curación.

Es un arma de defensa especialmente eficaz, tan poderosa que a veces puede descontrolarse y provocar una reacción excesiva, como ocurre con las alergias o las enfermedades autoinmunes.

Un sistema inmunitario eficaz y seguro debe ser capaz de:

- Reconocer cuándo nuestro cuerpo está siendo atacado, para poder actuar tan pronto como sea necesario (pero solo si es necesario).
- Contener y eliminar eficazmente al agresor, esté donde esté y sea cual sea su naturaleza: virus, bacteria, hongo, parásito, célula cancerosa, etc.
- Controlar su reacción para evitar que se descontrole y provoque enfermedades inflamatorias.
- Contar con una memoria de ataques para poder responder con mayor rapidez y contundencia en caso de nuevas agresiones similares.

Para alcanzar estos objetivos, el sistema inmunitario coordina una serie de células inmunitarias con funciones complementarias: células centinela (como las células dendríticas), que, como su nombre indica, detectan a los agresores; células efectoras, que actúan (como los neutrófilos o los linfocitos citotóxicos CD8), y células coordinadoras (como los linfocitos auxiliares CD4+).

LAS CÉLULAS DE CERCA

Los glóbulos blancos (o leucocitos) se producen en la médula ósea y luego migran a los tejidos, la sangre y la linfa para poblar los órganos.

Después de los glóbulos rojos (eritrocitos) y las plaquetas, son los elementos celulares sanguíneos más pequeños. Todas las células del sistema inmunitario se producen en la médula ósea a partir de células madre denominadas *hematopoyéticas*, porque intervienen en la formación de las células sanguíneas, y *pluripotentes*, lo que significa que el organismo es capaz de utilizar estas células

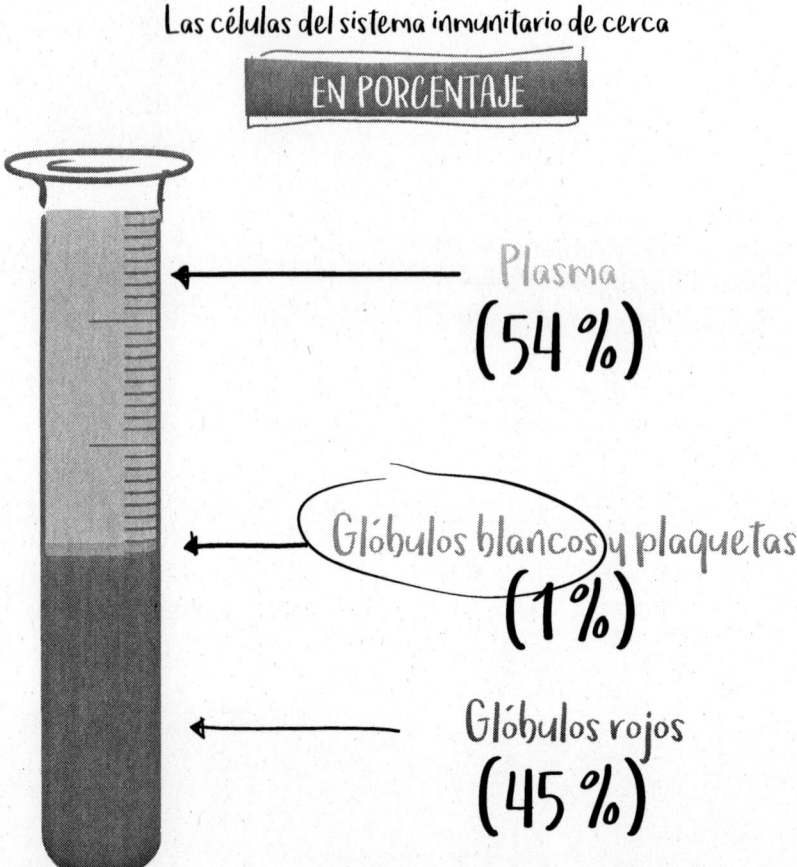

Las células del sistema inmunitario de cerca

EN PORCENTAJE

Plasma
(54 %)

Glóbulos blancos y plaquetas
(1 %)

Glóbulos rojos
(45 %)

madre para producir todas las demás células que componen la sangre: glóbulos blancos, glóbulos rojos y plaquetas. Este proceso se denomina *hematopoyesis*.

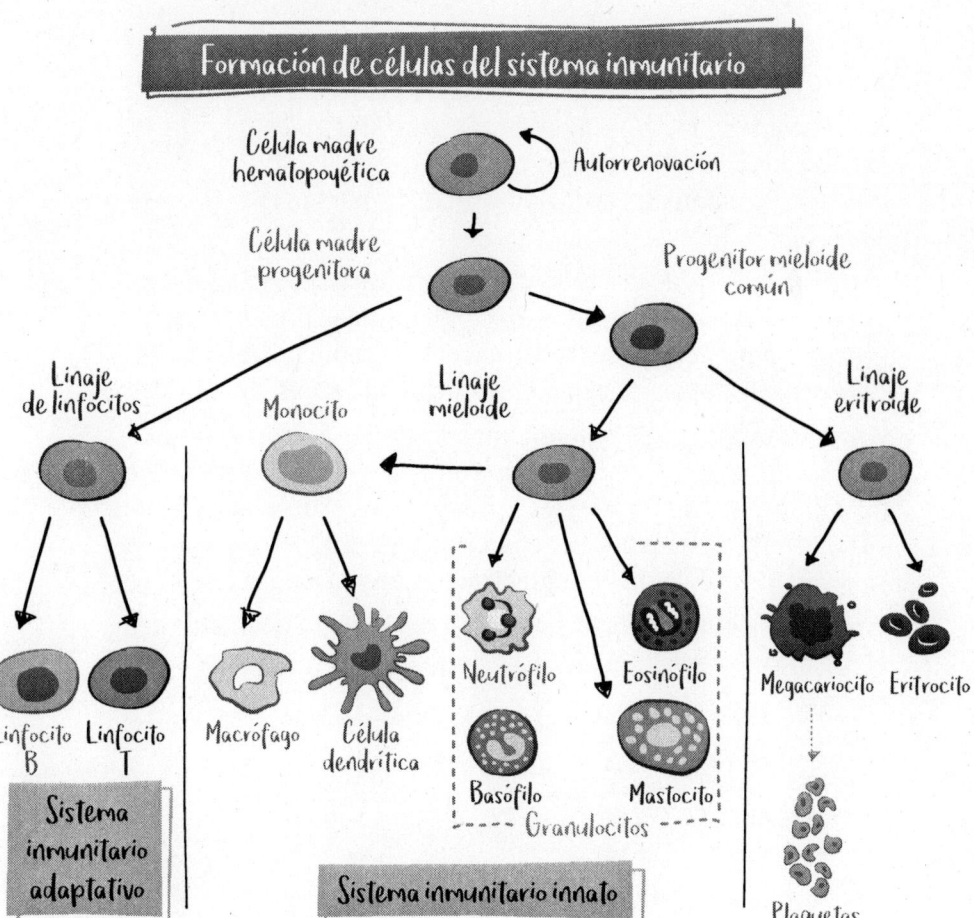

TRES TIPOS DE GLÓBULOS BLANCOS

Desde un punto de vista morfológico, existen tres tipos de glóbulos blancos: granulocitos (células polimorfonucleares), linfocitos y monocitos/macrófagos.

GRANULOCITOS

Tienen un aspecto granular y núcleos polilobulados. Las células polinucleares incluyen a los neutrófilos, eosinófilos y basófilos.

NEUTRÓFILOS

Representan el 60-70 % de los glóbulos blancos que circulan en la sangre y son, por tanto, los más abundantes de todos los glóbulos blancos. Desempeñan un papel fundamental en la defensa contra bacterias y hongos.

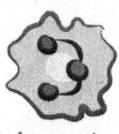

Neutrófilos

Los neutrófilos atacan a los patógenos de varias formas: por fagocitosis (ingestión de los agresores), degranulación (liberación de gránulos antimicrobianos) y formación de trampas extracelulares (una especie de telaraña que atrapa a los agresores).

Los neutrófilos son la primera línea de defensa contra las bacterias. Circulan durante unas horas por la sangre antes de entrar en los tejidos, donde ingieren y matan a los agresores. Mueren una vez que han ingerido unos pocos agresores, lo que explica por qué se encuentran en gran número en el pus de las heridas.

En caso de neutropenia (disminución del número de neutrófilos), el organismo puede ser fácilmente víctima de infecciones bacterianas.

EOSINÓFILOS

Representan el 2-3 % de los glóbulos blancos que circulan en la sangre.

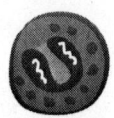

Eosinófilos

Los eosinófilos desempeñan un papel importante contra los parásitos; también son células implicadas en las alergias e inflamaciones. Cuando se activan, liberan sustancias tóxicas e inflamatorias a través de sus gránulos directamente fuera de la célula, lo que permite atacar a los parásitos, que son organismos demasiado grandes para ser ingeridos.

Demasiados eosinófilos en sangre (hipereosinofilia) suele ser signo de una infección parasitaria o una enfermedad alérgica.

BASÓFILOS

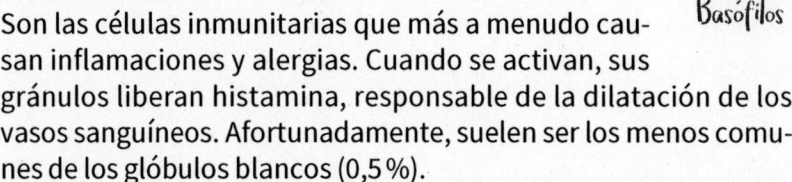

Representan entre el 0,5 y el 1 % de los glóbulos blancos que circulan en la sangre.

Basófilos

Son las células inmunitarias que más a menudo causan inflamaciones y alergias. Cuando se activan, sus gránulos liberan histamina, responsable de la dilatación de los vasos sanguíneos. Afortunadamente, suelen ser los menos comunes de los glóbulos blancos (0,5 %).

▨ LINFOCITOS

Representan el 30 % de los glóbulos blancos que circulan en la sangre.

Linaje de linfocitos

Hay tres tipos: linfocitos B, linfocitos T citotóxicos y linfocitos T auxiliares.

Los linfocitos B desempeñan un papel en la inmunidad humoral (eliminación de los agresores mediante la producción de anticuerpos) y los linfocitos T desempeñan un papel en la inmunidad celular (destrucción directa de las células infectadas o cancerosas por las células T).

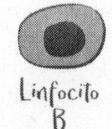

Linfocito B

Los linfocitos B se denominan así[1] porque maduran en la médula ósea (*bone marrow*), mientras que los linfocitos T maduran en el timo.

La función de los linfocitos B es fabricar proteínas, los anticuerpos, que se secretan en el plasma sanguíneo y linfático y circulan por todo el organismo.

Entre los linfocitos T, hay linfocitos T citotóxicos (linfocitos T CD8), cuya función es destruir directamente las células infectadas por un virus o por células cancerosas.

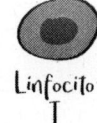

Linfocito T

---

1. En realidad, la denominación «B» procede de la bolsa de Fabricio, un órgano linfoide primario que solo se encuentra en las aves, donde se descubrieron.

Los linfocitos T cooperadores (T-CD4, *T-helper*) coordinan la respuesta inmunitaria, en particular mediante la producción de citocinas. Dependiendo de su activación, pueden tener diferentes perfiles de citocinas, en función de si ayudan a dirigir la respuesta inmunitaria celular (Th1), humoral (Th2), inflamatoria (Th17) o inmunosupresora (T-reguladora).

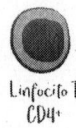

Linfocito T
CD4+

Los linfocitos NK (*natural killers*, «asesinos naturales») son células citotóxicas que forman parte del sistema inmunitario innato. Proporcionan una protección precoz contra los agresores intracelulares y las células tumorales. No tienen un receptor de antígeno específico, pero contienen gránulos que pueden destruir células y segregar citocinas para atraer a otros agentes inmunitarios.

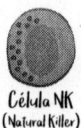

Célula NK
(Natural Killer)

Su papel puede ser suficiente para controlar al agresor, pero, en caso contrario, pueden limitar la infección hasta que lleguen los linfocitos citotóxicos específicos.

▓ MONOCITOS

Representan entre el 3 y el 8 % de los glóbulos blancos que circulan en la sangre.

Monocito

Son los glóbulos blancos de mayor tamaño. Al igual que los neutrófilos, son células fagocíticas que pueden ingerir agresores.

Sin embargo, tienen una vida útil más larga y desempeñan un papel importante en la presentación de fragmentos de los agresores a los linfocitos T con el fin de educarlos y activarlos.

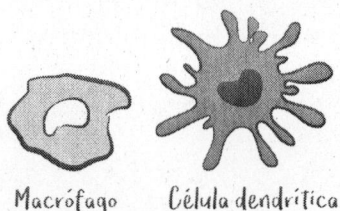

Macrófago   Célula dendrítica

Al pasar a los tejidos, se convierten en macrófagos o células dendríticas.

Células inmunitarias presentes en los tejidos

Algunas células inmunitarias solo se encuentran en los tejidos y, por tanto, no se detectan cuando se extrae sangre: se trata principalmente de macrófagos, células dendríticas y mastocitos.

Los macrófagos desempeñan una función de vigilancia inmunitaria en los tejidos. Además de ingerir a los agresores y defender el organismo contra las infecciones, contribuyen a eliminar los desechos celulares y a reparar o mantener los tejidos.

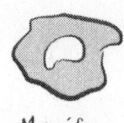

Macrófago

Las células dendríticas son las células presentadoras de antígenos por excelencia.

Se denominan *dendríticas* porque forman dendritas (una especie de «dedos») cuando se activan para favorecer el contacto con otras células.

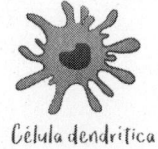

Célula dendrítica

Al igual que los agentes que se infiltran en los tejidos, captan señales inflamatorias y antígenos, y los llevan de vuelta a los ganglios linfáticos para presentarlos a los linfocitos inexpertos.

Los mastocitos son células centinelas de los tejidos cuya función es equivalente a la de los basófilos en la sangre. Desempeñan un papel importante en las alergias y las inflamaciones al liberar gránulos que contienen sustancias inflamatorias y citotóxicas. También intervienen en las infecciones parasitarias. Los eosinófilos, los basófilos y los mastocitos participan en la protección de las mucosas.

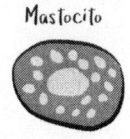

Mastocito

Se distingue entre eosinófilos y basófilos, que son células que circulan por el torrente sanguíneo y pueden migrar a los tejidos, y mastocitos, que son células centinela presentes en los tejidos.

UN SISTEMA DE RECONOCIMIENTO DE DOS NIVELES

Es muy importante que el sistema inmunitario sea capaz de reconocer a su agresor, ya que esto le permite reaccionar con una respuesta adecuada. Para ello, utiliza dos niveles de reconocimiento: el reconocimiento de las señales de peligro y el reconocimiento específico.

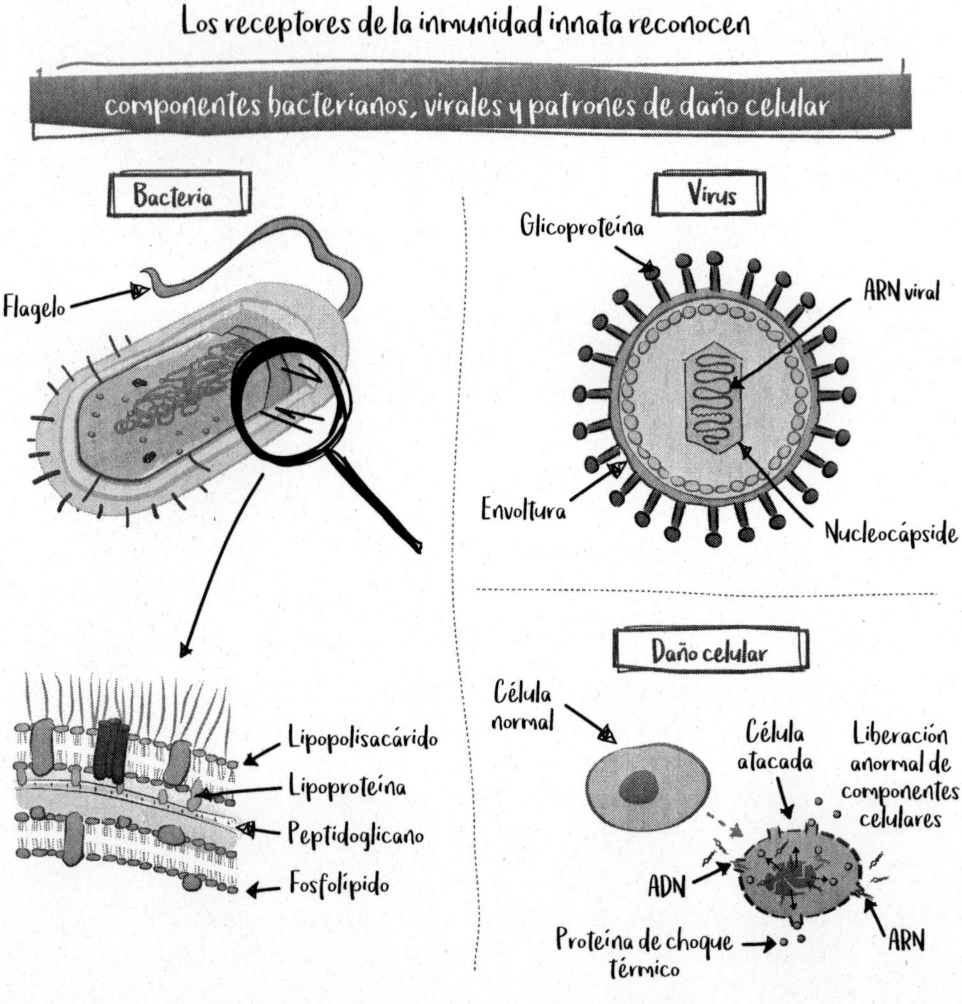

Los receptores de la inmunidad innata reconocen

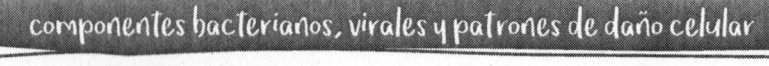

componentes bacterianos, virales y patrones de daño celular

Bacteria

Flagelo

Lipopolisacárido
Lipoproteína
Peptidoglicano
Fosfolípido

Virus

Glicoproteína

ARN viral

Envoltura

Nucleocápside

Daño celular

Célula normal

Célula atacada

Liberación anormal de componentes celulares

ADN

Proteína de choque térmico

ARN

Sin embargo, no todas las células inmunitarias tienen la capacidad de reconocer a un agresor.

RECONOCIMIENTO DE LAS SEÑALES DE PELIGRO

Esta capacidad pasa, en primer lugar, por que se detecten señales de peligro —que informan al sistema inmunitario de una situación anormal— y, en segundo lugar, por focalizar la acción hacia la zona del cuerpo expuesta a ese peligro.

Este reconocimiento de las señales de peligro se realiza mediante receptores presentes en las células del sistema inmunitario innato (neutrófilos, macrófagos, células dendríticas). Estas células son capaces de reconocer dos tipos principales de anomalías:

1. Patrones moleculares asociados a patógenos (PAMP, *pathogen-associated molecular patterns*).
2. Patrones moleculares asociados a daños (DAMP, *damage-associated molecular patterns*).

Los patrones moleculares asociados a patógenos (PAMP) se vinculan con moléculas que se conservan y repiten en la superficie de los agresores. Pueden ser componentes de la pared bacteriana, como lipoproteínas o lipopolisacáridos (LPS), o componentes víricos, como glicoproteínas víricas o cadenas víricas de ADN. Los receptores PAMP están representados por diferentes familias, en particular los receptores tipo Toll (TLR, *toll-like*).

Los patrones moleculares asociados al daño celular (DAMP) están vinculados a componentes celulares que se liberan de forma anormal en el entorno celular durante una agresión. Entre ellos se encuentran el ADN (que normalmente está contenido en el núcleo celular) o proteínas producidas por las células sometidas a estrés, como las proteínas de choque térmico (HSP, *heat shock proteins*).

Una vez activados, estos receptores inducen la producción de sustancias inflamatorias que señalan el ataque y activan y refuerzan la respuesta inmunitaria: la respuesta inflamatoria.

RECONOCIMIENTO ESPECÍFICO

Nuestro organismo requiere un segundo nivel de reconocimiento más preciso para actuar de forma muy específica ante el agresor. Esto se conoce como *reconocimiento específico* y también implica la detección de lo que forma parte del organismo (lo «propio») frente a lo que no (lo «ajeno»). Es el sistema inmunitario adaptativo (linfocitos T y B) el que entra en juego en este tipo de reconocimiento detallado.

Este reconocimiento específico se consigue mediante receptores que se encuentran en la superficie de los linfocitos:

- TCR: receptores de linfocitos T;
- anticuerpos o BCR: receptores de linfocitos B.

El BCR (*B-cell receptor*) es el receptor de las células B que reconoce específicamente un antígeno. Cuando el BCR activa su linfocito B, empieza a producir un gran número de anticuerpos que son idénticos a este BCR, pero sin su transmembrana. Estos anticuerpos ya no están «unidos» a la membrana y, por lo tanto, se liberan en el torrente sanguíneo para reconocer su antígeno (por ejemplo, uno de tipo viral).

Los anticuerpos también se conocen como *inmunoglobulinas* o *Ig*. De hecho, las inmunoglobulinas son una gran familia de proteínas (denominada *superfamilia de inmunoglobulinas*) que incluye los anticuerpos, aunque no exclusivamente. Sin embargo, se ha mantenido el término inmunoglobulina para la nomenclatura de los tipos de anticuerpos: IgG, IgM, etc.

¿Qué es un antígeno?

Un antígeno es una sustancia que puede reconocer el sistema inmunitario adaptativo (por anticuerpos/BCR de los linfocitos B o por los TCR de los linfocitos T).

Estas sustancias suelen ser proteínas, pero también pueden ser azúcares (poliósidos, glucoproteínas), ácidos grasos (lípidos, lipoproteínas) y, a veces, ácidos nucleicos (ADN).

Un antígeno puede proceder de nuestro propio cuerpo, en cuyo caso se denomina *antígeno propio*, de otro organismo o del medio ambiente, en cuyo caso se denomina *antígeno no propio*.

Inmunogenicidad del antígeno

Aunque sea reconocido por el sistema inmunitario, un antígeno puede no provocar una respuesta inmunitaria (lo que se conoce como *inmunogenicidad*). Por tanto, un antígeno puede ser inmunogénico o no inmunogénico.

Así pues, normalmente se supone que los antígenos propios no son inmunógenos, pues en caso contrario se produciría una enfermedad autoinmune.

Epítopo

La parte del antígeno que reconoce específicamente el TCR o el anticuerpo/BCR se denomina *epítopo*. Un antígeno puede ser reconocido en diferentes lugares y, por lo tanto, puede tener varios epítopos.

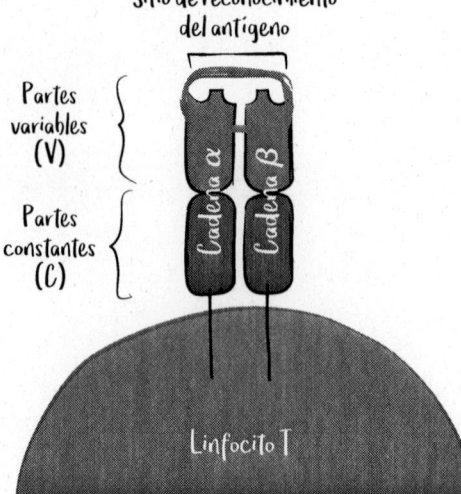

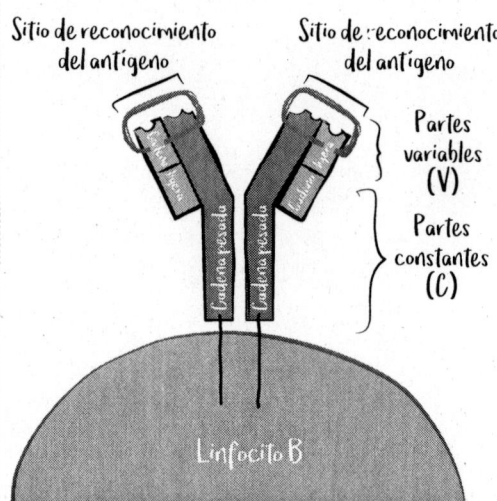

Anticuerpos y TCR, los receptores de antígenos

TCR y anticuerpos/BCR: características comunes de los receptores de antígenos linfocitarios

Estas proteínas se componen de partes variables (V) y constantes (C). La parte variable es la que reconoce el antígeno y, por tanto, es específica. La parte constante es la que interactúa con la célula inmunitaria y, por tanto, confiere al receptor su función.

Estructura del TCR

Un TCR está formado por un heterodímero, es decir, un conjunto de dos proteínas: la cadena alfa y la cadena beta. Cada una de estas dos cadenas tiene una parte constante (C alfa y

C beta) unida a la membrana y una parte variable (V alfa y V beta). La combinación de las dos partes variables constituye el sitio de reconocimiento del TCR.

Estructura del anticuerpo

Un anticuerpo está formado por cuatro cadenas proteicas en forma de Y: dos cadenas pesadas (H, *heavy*) y dos cadenas ligeras (L, *light*). Cada cadena tiene un dominio constante (C) y un dominio variable (V). En un anticuerpo determinado, las dos cadenas ligeras son idénticas, al igual que las dos cadenas pesadas. Es la combinación de la parte variable de una cadena pesada y la cadena ligera adyacente lo que constituye el sitio de reconocimiento del antígeno. De este modo, un anticuerpo tiene dos sitios de reconocimiento idénticos (monovalentes) al final de cada brazo de la Y.

Un anticuerpo puede dividirse en dos partes principales, denominadas «fragmentos»:

- **El fragmento variable** (fragmento Fv). Es la parte que reconoce el antígeno y confiere al anticuerpo su especificidad. También se denomina «paratopo» porque es la parte que reconoce el epítopo.
- **El fragmento constante** (fragmento Fc). Es la parte que interactúa con el sistema inmunitario y define la función del anticuerpo.

TCR/BCR reconocen un antígeno, pero no de la misma manera:

- El TCR y el anticuerpo/BCR no utilizan la misma forma de reconocimiento.
- El BCR y los anticuerpos reconocen directamente los antígenos en su forma nativa, es decir, en su arquitectura natural (conformación tridimensional). El TCR, en cambio, reconoce los antígenos de manera transformada, es decir, cortado en trozos (llamados *péptidos*) y cebados en una proteína del CMH (HLA).

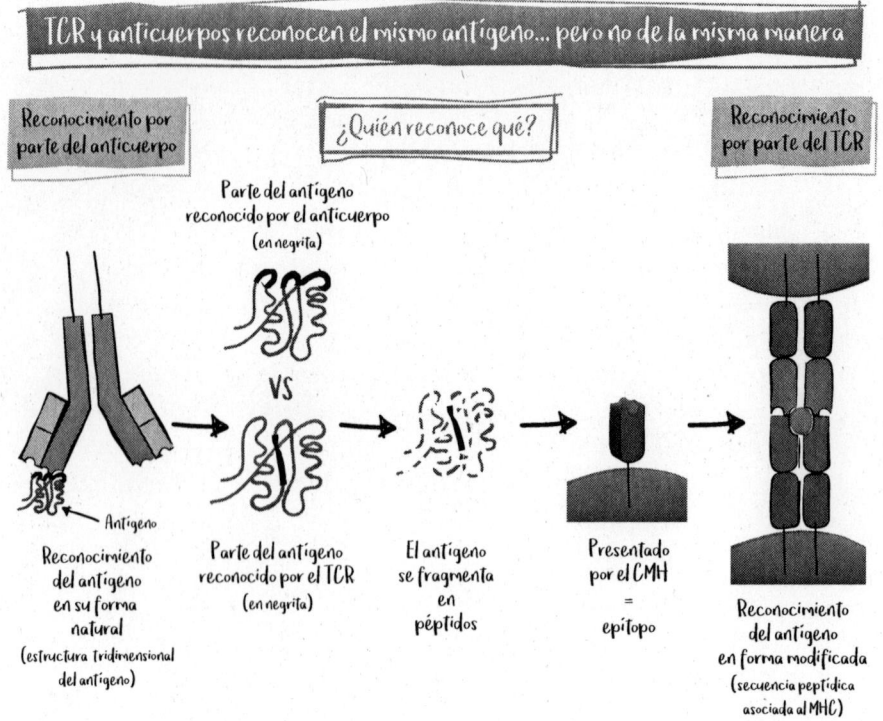

IDENTIFICACIÓN A TRAVÉS DEL CMH

El complejo mayor de histocompatibilidad (CMH o HLA, por sus siglas en inglés, *human leukocyte antigen*) es el sistema de autorreconocimiento. En cierto modo, es el carné de identidad de nuestras células. Permite a cada célula demostrar al sistema inmunitario que efectivamente procede del organismo. Las moléculas del CMH se asocian sistemáticamente a proteínas internalizadas o producidas por la célula, lo que permite mostrar su funcionamiento. De este modo, el linfocito T con el TCR comprueba sistemáticamente que la célula pertenece al organismo y que funciona correctamente.

En caso de infección vírica, por ejemplo, la célula empezará a producir proteínas víricas, que se presentarán en la superficie celular en moléculas del CMH. Por tanto, el linfocito T reconocerá la presencia de una infección vírica.

En caso de trasplante de un órgano, los linfocitos y su TCR no reconocerán el CMH del donante y, por tanto, atacarán a la célula, con el consiguiente riesgo de rechazo. Por eso se buscan donantes compatibles, es decir, con un CMH similar, y los pacientes trasplantados también reciben tratamientos con inmunosupresores.

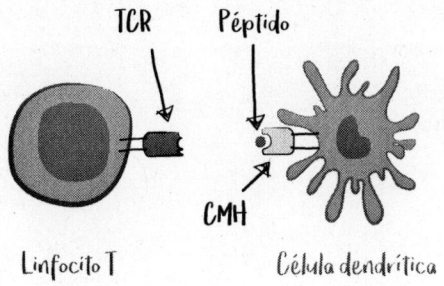

Linfocito T   Célula dendrítica

▓ UNA COMBINACIÓN ÚNICA

El CMH se basa en un complejo conjunto de genes: el sistema de genes HLA. Para cada uno de los genes HLA existen varias versiones, denominadas *alelos*: es lo que se conoce como *polimorfismo genético*. Como todos los genes, cada persona hereda dos alelos (versiones del gen) para cada gen y cada versión se expresa de forma codominante, es decir, se expresa la versión heredada del padre y también la versión heredada de la madre. Como hay varios genes implicados en el sistema HLA, el polimorfismo de cada gen permite aumentar exponencialmente las combinaciones posibles para formar el HLA único de cada individuo, conocido como *haplotipo HLA*. Así, cada célula de un mismo individuo expresa en su superficie una combinación única de las distintas versiones heredadas de cada uno de los genes HLA.

▓ ¿EN QUÉ CONSISTE UNA MOLÉCULA DE CMH?

Se trata de una proteína presente en la superficie de las células que tiene una parte capaz de fijar un péptido, denominada *bolsillo peptídico*. Aquí es donde el TCR reconoce el complejo péptido + CMH.

Nota: El TCR del linfocito T solo reconoce su diana específica si se trata efectivamente del CMH del mismo organismo y si es el péptido del que es específico. En ausencia de uno u otro, el reconocimiento no se produce y el linfocito no se activa.

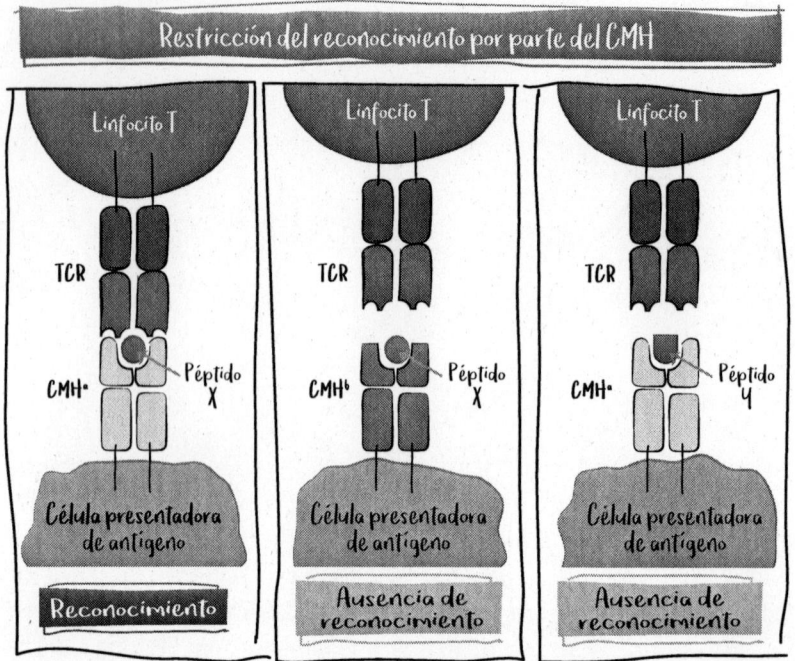

¡NO TODOS LOS HLA SON IGUALES!

Cada individuo tiene su propio CMH, que le permite ser identificado por su propio sistema inmunitario. Sin embargo, en función de su CMH, los péptidos se presentan de forma más o menos eficaz al sistema inmunitario T. Así pues, algunas personas tienen un CMH que es más capaz de presentar determinados péptidos y, por tanto, de activar mejor el sistema inmunitario contra ellos. Esto es especialmente beneficioso en el caso de péptidos virales o tumorales. Por ejemplo, en el caso del VIH, los pacientes portadores del HLA-B57 tienden a controlar más la infección vírica. En cambio, si el CMH presenta mejor determinados péptidos propios, existe un mayor riesgo de enfermedad autoinmune.

Las personas portadoras del HLA-B27 tienen mayor riesgo de desarrollar espondilitis anquilosante, una enfermedad inflamatoria de las articulaciones y la columna vertebral.

▨ CMH DE CLASE I O DE CLASE II: PASAPORTES ESENCIALES

Las moléculas CMH de clase I están presentes en la superficie de todas las células nucleadas de nuestro cuerpo. Se trata, por tanto, de una especie de pasaporte que cada célula tiene y debe presentar al sistema inmunitario para demostrarle que pertenece al mismo organismo (con el CMH) y lo que produce (con el péptido).

Las moléculas CMH de clase I contienen fragmentos de todas las proteínas implicadas en el funcionamiento de la célula, que son degradadas por la maquinaria celular (proteasoma) una vez que han cumplido su misión.

Estas proteínas se descomponen en pequeños fragmentos denominados *péptidos*. Estos péptidos, que ilustran la identidad de la célula, se unen a una molécula CMH de clase I en el interior de la célula y este complejo CMH I + péptido se une a continuación a la superficie de la célula. De este modo, gracias al CMH, cada célula mostrará en su superficie un mosaico de todo lo que produce para informar al sistema inmunitario de su funcionamiento.

Solo los linfocitos T citotóxicos (CD8) utilizan su TCR para reconocer el complejo CMH de clase I + péptido.

Es fácil entender por qué: en caso de infección por virus o de aparición de anomalías cancerosas, la célula empezará a mostrar proteínas anormales (proteínas víricas o proteínas tumorales) que reconocerán los linfocitos T citotóxicos y, por tanto, serán destruidas.

El CMH de clase II es un CMH reservado a las células presentadoras de antígenos profesionales, como las células dendríticas o los macrófagos, así como a los linfocitos B activados. Solo permite la presentación de péptidos derivados de patógenos internalizados (fagocitados).

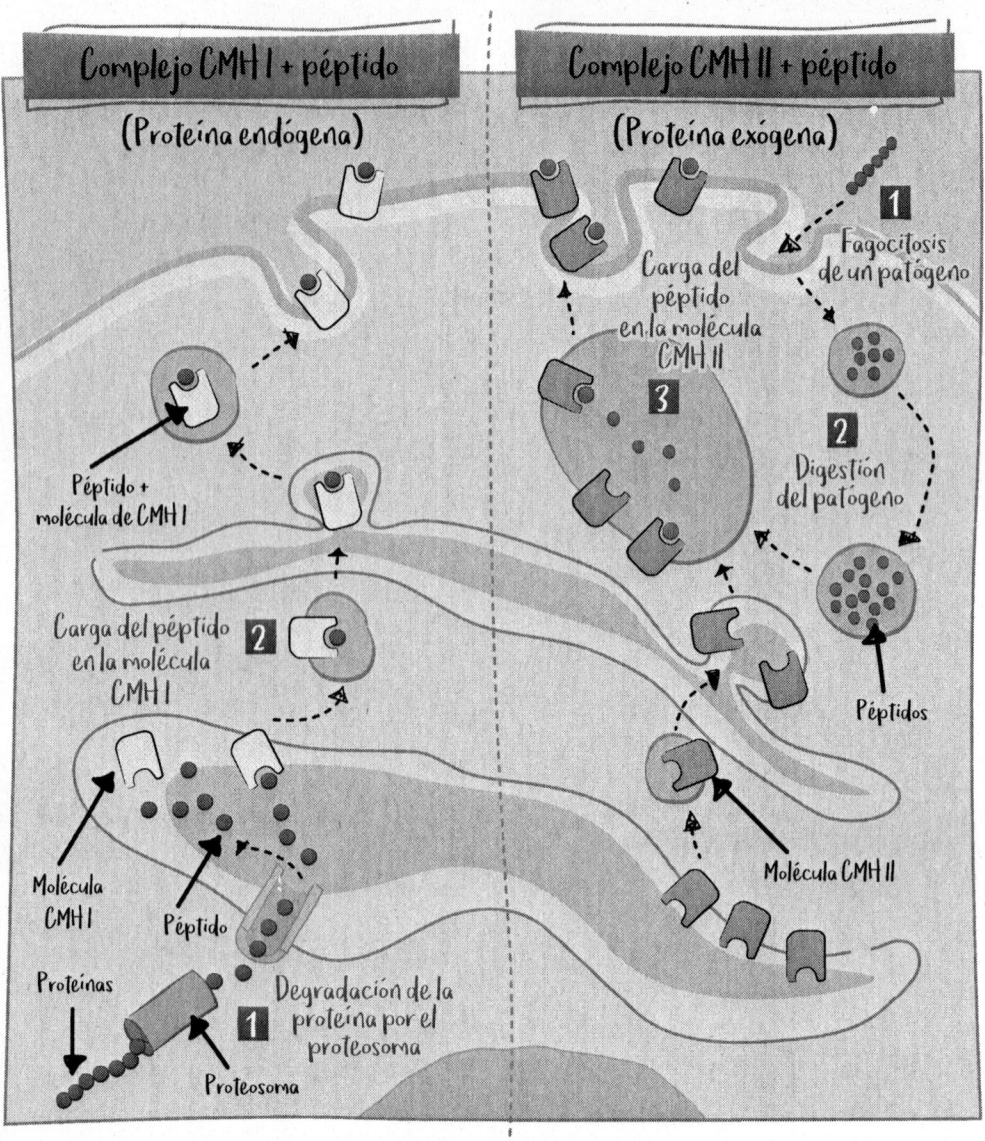

Las células capaces de reconocer el complejo CMH de clase II + péptido son los linfocitos T auxiliares (CD4+). Este sistema es el que presenta y activa el sistema inmunitario contra patógenos extracelulares como bacterias, parásitos y toxinas bacterianas. El linfocito T auxiliar (CD4) puede ayudar a activar los macrófagos para destruir los patógenos fagocitados o activar los linfocitos B

para producir anticuerpos que neutralicen el patógeno extracelular.

Explicación de la figura:

Los antígenos endógenos se generan dentro de una célula normal: autoantígenos, pero también antígenos víricos o tumorales.
La célula los presenta en su superficie a nivel de las moléculas de
clase I del CMH. A continuación, pueden ser reconocidos específicamente por los linfocitos T CD8+ citotóxicos, que destruirán la
célula si se activa.

Los antígenos exógenos proceden del exterior y entran en el organismo por inhalación, ingestión o inyección. Los captan las células fagocíticas presentadoras de antígenos y presentan fragmentos a los linfocitos T auxiliares (CD4+) gracias al CMH de clase II.
Esto permite la activación de los linfocitos T citotóxicos, linfocitos
B secretores de anticuerpos o macrófagos.

Los grupos sanguíneos

Los hematíes carecen de núcleo y, por tanto, de moléculas
HLA. De hecho, el grupo sanguíneo corresponde a la presencia de azúcares en la superficie del glóbulo rojo:
N-acetil-galactosamina (denominada *antígeno A*) o ga-
lactosa (*antígeno B*). La ausencia de estos azúcares en la
superficie se indica con una letra O (de *Ohne*, «sin» en
alemán).

Así, una persona del grupo A tiene el antígeno A en la superficie de sus glóbulos rojos, una persona del grupo B tiene el
antígeno B en la superficie de sus glóbulos rojos y una persona del grupo AB tiene tanto el antígeno A como el B en la
superficie de sus glóbulos rojos.

Por último, una persona del grupo O no tiene ni el antígeno
A ni el B.

Dependiendo del grupo sanguíneo, se desarrollan de forma natural anticuerpos contra antígenos que no se poseen. Por ejemplo, una persona del grupo A desarrollará anticuerpos contra el antígeno B; del mismo modo, una persona del grupo B desarrollará anticuerpos contra el antígeno A.

Por lo tanto, una persona con sangre del tipo O desarrollará anticuerpos contra los antígenos A y B. Sin embargo, como sus glóbulos rojos no contienen antígenos A ni B, una persona del grupo sanguíneo O podrá donar sus glóbulos rojos a otra persona independientemente de su grupo sanguíneo, ya que el sistema inmunitario del receptor no tendrá antígenos A ni B a los que atacar. Por eso se dice que las personas con sangre del tipo O son donantes universales.

Una persona del grupo AB no desarrollará anticuerpos contra los antígenos A o B. Por eso se dice que las personas con el grupo AB son receptores universales. Tanto si reciben sangre del grupo A, B u O, no tendrán una reacción inmunitaria dirigida contra los antígenos A o B.

Los donantes O pueden donar a receptores O, A, B y AB; los donantes A pueden donar a receptores A y AB; los donantes B pueden donar a receptores B y AB; pero los donantes AB solo pueden donar a receptores AB.

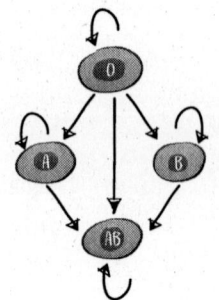

¿Y el Rh?

El factor Rhesus (Rh) se añade al sistema anterior (ABO) y refleja la presencia (+) o ausencia (–) del antígeno D en la superficie del glóbulo rojo. Al igual que ocurre con el sistema ABO, una persona Rh– desarrollará anticuerpos contra el antígeno D, mientras que una persona Rh+ no los desarrollará. Por lo tanto, podemos decir que, en última instancia, los verdaderos donantes universales son del grupo O– y los verdaderos receptores universales son del grupo AB+.

¿CÓMO HACE EL SISTEMA INMUNITARIO PARA RECONOCER ESPECÍFICAMENTE TODOS LOS ANTÍGENOS POSIBLES?

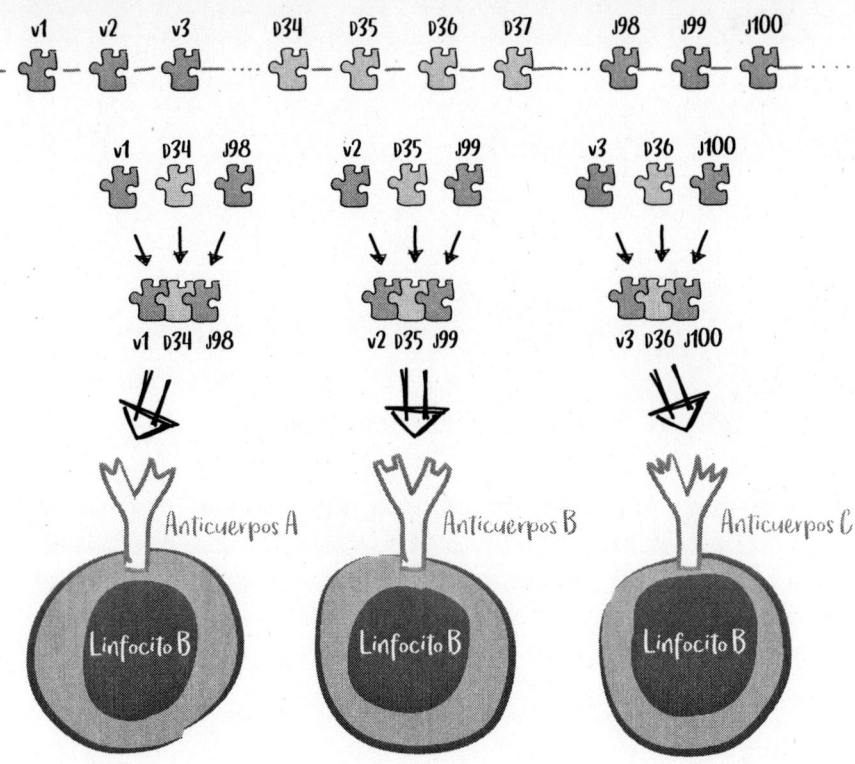

Para poder reconocer todos los antígenos naturales, los linfocitos deben ser capaces de generar un gran número de receptores antigénicos diferentes. Cada individuo posee más de diez mil millones de receptores de antígenos distintos. Esta extrema diversidad del repertorio de receptores de antígenos está ligada a la variabilidad de los genes que codifican las partes variables (V) de los anticuerpos/BCR o TCR.

No todas las variantes de estos receptores pueden codificarse en el genoma, ya que para ello se necesitarían más genes para codificar los receptores de los que ya posee el genoma humano. De hecho, lo que permite generar esta gran diversidad proteínica está vinculado a un mecanismo de reordenación de segmentos génicos.

Aunque los genes que codifican los TCR y los anticuerpos/BCR no son los mismos, los linfocitos utilizan un mecanismo de reordenación idéntico para generar su diversidad conocido como *recombinación V(D)J*.

¿CÓMO FUNCIONA EL SISTEMA INMUNITARIO?

LOS ÓRGANOS QUE INTERVIENEN

Del sistema inmunitario no es responsable un órgano concreto, ya que las células inmunitarias pueden encontrarse en cualquier parte del cuerpo. Sin embargo, su funcionamiento depende del sistema linfático, que concentra una gran proporción de células inmunitarias.

El sistema linfático es la red de vasos linfáticos (que contienen linfa) y órganos linfoides.

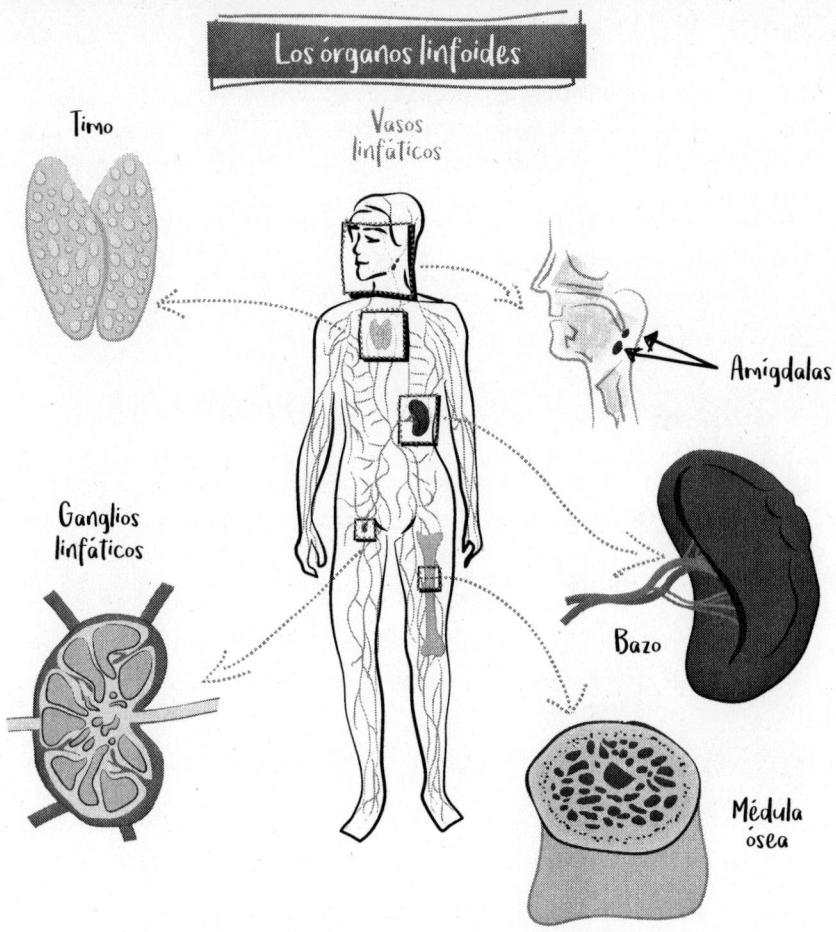

Los órganos linfoides

Timo

Vasos linfáticos

Amígdalas

Ganglios linfáticos

Bazo

Médula ósea

LA LINFA

La linfa es un líquido blanquecino que se encuentra entre las células del cuerpo (conocido como *líquido intersticial*) y que se forma cuando el plasma y los glóbulos blancos atraviesan los vasos capilares. Gracias a las células dendríticas, la linfa drena hacia los ganglios linfáticos el líquido intersticial, que contiene los productos de desecho de las células, en particular los antígenos presentes en los tejidos.

A diferencia de los vasos sanguíneos, que cuentan con la ayuda del corazón, los vasos linfáticos no tienen ninguna bomba que haga avanzar la linfa. Son los movimientos de las extremidades, en particular mediante la contracción de los músculos adyacentes, los que permiten que la linfa se desplace por los vasos linfáticos. Un sistema de válvulas impide que la linfa retroceda. Si los vasos linfáticos funcionan mal y la linfa se estanca, puede producirse un edema.

Por su parte, el plasma es el componente líquido de la sangre en el que están las células sanguíneas (glóbulos rojos, glóbulos blancos, plaquetas, etc.).

ÓRGANOS LINFOIDES

Los órganos linfoides concentran las células inmunitarias: son principalmente los ganglios linfáticos, la médula ósea, el timo, el bazo, las amígdalas y los tejidos linfoides asociados a las mucosas.

Los órganos linfoides se dividen en dos tipos: órganos linfoides primarios y órganos linfoides secundarios.

ÓRGANOS LINFOIDES PRIMARIOS

Incluyen la médula ósea y el timo.

En estos órganos se producen y maduran las células inmunitarias.

Todas las células inmunitarias se producen en la médula ósea y en ella maduran, excepto los linfocitos T, cuya maduración final tiene lugar en el timo.

El timo es un órgano situado en la parte anterosuperior del mediastino (región de la cavidad torácica situada entre los pulmones y que contiene el corazón, el esófago, la tráquea y los dos bronquios). Su actividad, que corresponde a la maduración final de los linfocitos T (adquisición del receptor TCR), alcanza su máximo durante la pubertad. Normalmente, en la edad adulta, este órgano tiende a contraerse.

La médula ósea es el tejido que se encuentra en el centro de los huesos. La médula roja es responsable de la producción de las distintas células sanguíneas (glóbulos blancos, glóbulos rojos, plaquetas) a partir de células madre (denominadas *células madre hematopoyéticas*) en un proceso denominado *hematopoyesis*. En la edad adulta, la mayor parte de la actividad hematopoyética tiene lugar en los huesos ricos en médula roja, como el esternón, los huesos de la pelvis (alas ilíacas), las vértebras, las costillas y los huesos planos del cráneo.

ÓRGANOS LINFOIDES SECUNDARIOS

Están formados por los ganglios linfáticos, el bazo, las amígdalas y los tejidos linfoides asociados a las mucosas. Corresponden a los centros de activación y diferenciación de la respuesta inmunitaria. Es en los órganos linfoides secundarios donde las células dendríticas presentan los antígenos a los linfocitos para activarlos. Por tanto, en estos se pone en marcha la respuesta inmunitaria adaptativa.

NÓDULOS LINFÁTICOS

Son los centros nerviosos donde se organiza la respuesta inmunitaria. En ellos los linfocitos se activan y proliferan antes de desplazarse a donde deben actuar. Todos los tejidos tienen un ganglio linfático cercano, que drena los antígenos de los tejidos a través de los vasos linfáticos.

Normalmente, un ganglio linfático mide menos de un centímetro. En caso de activación o si es invadido por un agente infeccioso o células tumorales, empieza a crecer (pasa a medir más de 1 cm) en un proceso que se denomina *adenopatía*.

Los linfocitos B y T inexpertos circulan constantemente por los distintos ganglios linfáticos del organismo hasta que encuentran a su antígeno específico.

Áreas de localización de los principales ganglios linfáticos

- yugulo-carótida (cuello)
- submandibular (debajo de la mandíbula)
- torácica
- mesentérica (en el peritoneo, la membrana que protege los órganos del abdomen)
- epitroclear (extremo inferior del húmero, en la cara medial del brazo)
- fosa poplítea (parte posterior de la rodilla)

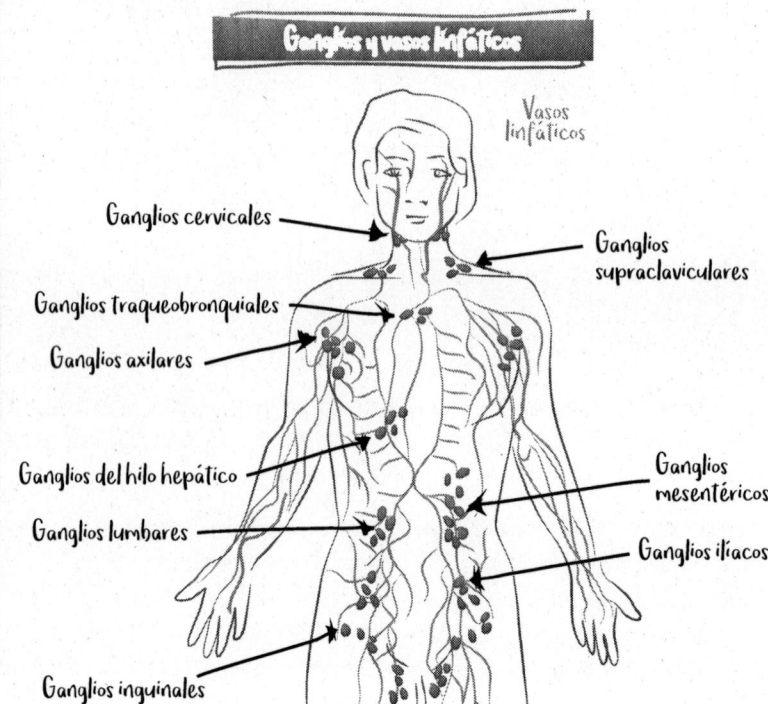

EL BAZO

Este órgano, de unos doce centímetros de longitud, está formado por dos tipos de tejido: la pulpa roja y la pulpa blanca. Desempeña dos funciones principales.

La pulpa roja contiene numerosos vasos (sinusoides venosos) y produce glóbulos rojos durante la vida embrionaria y antes del noveno mes de vida. Pero, sobre todo, actúa como reservorio y filtro de la sangre, en particular de los glóbulos rojos, durante la vida de la persona.

La pulpa blanca es la zona donde se concentran los glóbulos blancos. Organizada de forma similar a un ganglio linfático, desempeña un papel clave en la producción de anticuerpos contra bacterias encapsuladas, como el neumococo y el meningococo.

Las amígdalas

Parcialmente visibles en la parte posterior de la boca, son los órganos linfoides de la faringe. Están situadas estratégicamente a la entrada de los tractos digestivo y respiratorio. Permiten informar al sistema inmunitario de los antígenos que se han ingerido o inhalado y desencadenar una respuesta en caso necesario.

En caso de infección de garganta, pueden aumentar de tamaño y ser dolorosas, dando lugar a lo que se conoce como *anginas*.

En los niños, puede ser necesario extirparlas quirúrgicamente (amigdalectomía), si alcanzan un tamaño excesivo en relación con el diámetro de la faringe, por riesgo de obstrucción de las vías respiratorias.

Tejidos linfoides asociados a las mucosas

Los tejidos linfoides asociados a la mucosas (también conocidos como MALT, *mucosa-associated lymphoid tissue*) se encuentran dispersos por los distintos órganos con mucosa, como el tubo digestivo (GALT, *gut-associated lymphoid tissue*), los bronquios (BALT), la cavidad nasal (NALT) y la piel (SALT, *skin-ALT*). Su organización y funcionamiento son muy parecidos a los de los ganglios linfáticos.

ÓRGANOS LINFOIDES TERCIARIOS

Los órganos linfoides terciarios son estructuras linfoides presentes en el interior de los tejidos y que contienen pocos linfocitos en condiciones de salud normales. De hecho, podría decirse que son puestos avanzados de los órganos linfoides capaces, en caso de agresión local, de reclutar y activar rápidamente un gran número de linfocitos. A menor escala, su arquitectura es similar a la de los ganglios linfáticos.

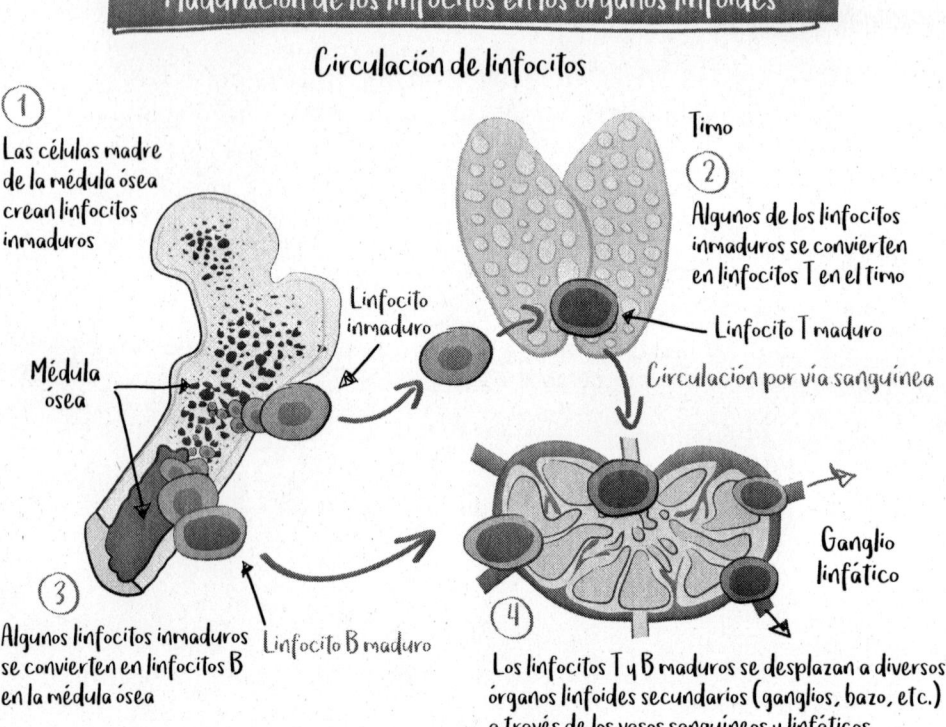

Maduración de los linfocitos en los órganos linfoides

Circulación de linfocitos

1. Las células madre de la médula ósea crean linfocitos inmaduros

Médula ósea

Linfocito inmaduro

Timo

2. Algunos de los linfocitos inmaduros se convierten en linfocitos T en el timo

Linfocito T maduro

Circulación por vía sanguínea

3. Algunos linfocitos inmaduros se convierten en linfocitos B en la médula ósea

Linfocito B maduro

Ganglio linfático

4. Los linfocitos T y B maduros se desplazan a diversos órganos linfoides secundarios (ganglios, bazo, etc.) a través de los vasos sanguíneos y linfáticos

> ## En resumen
>
> Las células del sistema inmunitario que se encuentran en la mayoría de los tejidos:
>
> - se producen en la médula ósea;
> - se extienden por los órganos linfoides;
> - circulan por la sangre y la linfa.

COMUNICACIÓN ENTRE LAS CÉLULAS INMUNITARIAS

▇ LAS CITOCINAS

Las citocinas son moléculas solubles (proteínas o glicoproteínas) que desempeñan una función de señalización entre las células. Las sintetizan principalmente las células del sistema inmunitario. También pueden producirlas otras células del organismo, como las células vasculares (endoteliales) o las células de soporte tisular (epiteliales/fibroblastos).

Es el medio por el que las células inmunitarias se comunican entre sí y con su entorno. Además de su participación en la respuesta inmunitaria y la inflamación, las citocinas intervienen en la formación de las células sanguíneas y el desarrollo embriológico.

Actúan localmente y a distancia gracias a receptores específicos denominados *receptores de citocinas*: directamente entre células cercanas (acción paracrina), células distantes (acción endocrina) o incluso en la propia célula productora (acción autocrina).

La activación del receptor de una citocina desencadenará una cascada intracelular de señales que modificarán la función celular aumentando o disminuyendo la expresión génica.

Se dice que las citocinas tienen un perfil de actividad pleiotrópico y redundante. Pleiotrópico, porque una misma citocina tiene consecuencias múltiples y diferentes según el tipo de célula que recibe su señal. Y redundante, porque varias citocinas pueden producir el mismo efecto.

Un apunte sobre el vocabulario

El término «citocina» es el más utilizado para designar estas moléculas de comunicación intercelular. Inicialmente se utilizó el término «interleucina», ya que los investigadores creían que las citocinas las producían los glóbulos blancos (leucocitos) y actuaban principalmente entre ellos. En la actualidad, la nomenclatura de las distintas citocinas ha conservado el término interleucina, sea cual sea el origen o la función de la citocina. La numeración de las citocinas es la siguiente: IL-1, IL-2, IL-10, etc.

Los términos «linfocina» (producida por linfocitos) o «monocina» (producida por monocitos) ya no se utilizan habitualmente.

Por su parte, las quimiocinas son citocinas con poder quimiotáctico (poder de atracción).

¿Qué diferencias hay entre las citocinas y las hormonas?

	Citocinas	Hormonas
Origen	Secretadas por varios tipos de células	Secretadas por un único tipo de células especializadas y localizadas: las células de las glándulas
Objetivos	Numerosos: inmunes y no inmunes	Solo las células diana
Actividad	Pleiotrópica	Actividad única o restringida
Modo de acción	Paracrina Autocrina Endocrina	Endocrina

LAS QUIMIOCINAS

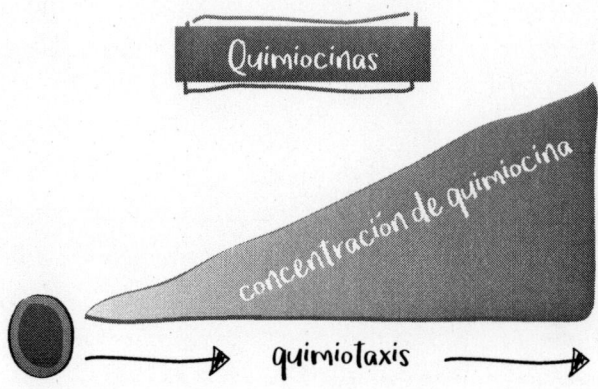

Para dirigirse al lugar de un ataque, las células inmunitarias utilizan sus receptores para detectar las quimiocinas que se emiten desde donde aquel se produce. Las quimiocinas son un subgrupo de citocinas con propiedades quimioatrayentes (quimiotaxis), es decir, capaces de atraer a otra célula. Las células inmunitarias se orientan detectando una concentración de quimiocina y se desplazan hacia la zona donde la concentración es mayor.

Existen varias formas de clasificar las citocinas: según su papel funcional, según su función antiinflamatoria o inflamatoria, según la estructura de su receptor, etc.

Clasificación según su función antiinflamatoria o inflamatoria

Citocinas inflamatorias: TNF-α, IL-1, IL-4
Citocinas antiinflamatorias: TGF-β, IL-10, IL-4, IL-13

Clasificación funcional de las citocinas

Interferones (IFN): citocinas implicadas en la eliminación de patógenos

Se distingue entre:

Interferones

Interferones de tipo I: por ejemplo, IFN-α o IFN-β, que se producen en caso de infección vírica e inhiben directamente la replicación vírica.

Interferones de tipo II: por ejemplo, el IFN-γ, que atrae a los leucocitos al lugar adecuado y activa a los macrófagos para que destruyan las bacterias que se hayan podido ingerir.

Citocinas de la familia del TNF (*tumor necrosis factor*, «factor de necrosis tumoral»): citocinas implicadas en el desencadenamiento de la muerte celular (apoptosis).

Por ejemplo:

TNF-α, TRAIL (TNF-*related apoptosis inducing ligand*), FAS-L.

Citocinas implicadas en la hematopoyesis: CSF (*colony-stimulating factors*). Intervienen en la producción y diferenciación de células sanguíneas a partir de células madre hematopoyéticas. También pueden participar en la activación de las células inmunitarias.

Por ejemplo:

M-CSF: factor estimulante de colonias de macrófagos

GM-CSF: factor estimulante de colonias de granulocitos macrófagos

G-SCF: factor estimulante de colonias de granulocitos

Citocinas de factores de transformación: TGF (*transforming growth factors*). Intervienen en la cicatrización y en el control de la inflamación (acción antiinflamatoria).

Por ejemplo:

TGF-α, TGF-β

Quimiocinas: son citocinas con propiedades quimiotácticas.

Por ejemplo: CXCL8, $CXCL_1$, CCL_4, CCL_5

¿CÓMO ELIMINA EL SISTEMA INMUNITARIO A SUS AGRESORES?

▨ FAGOCITOSIS

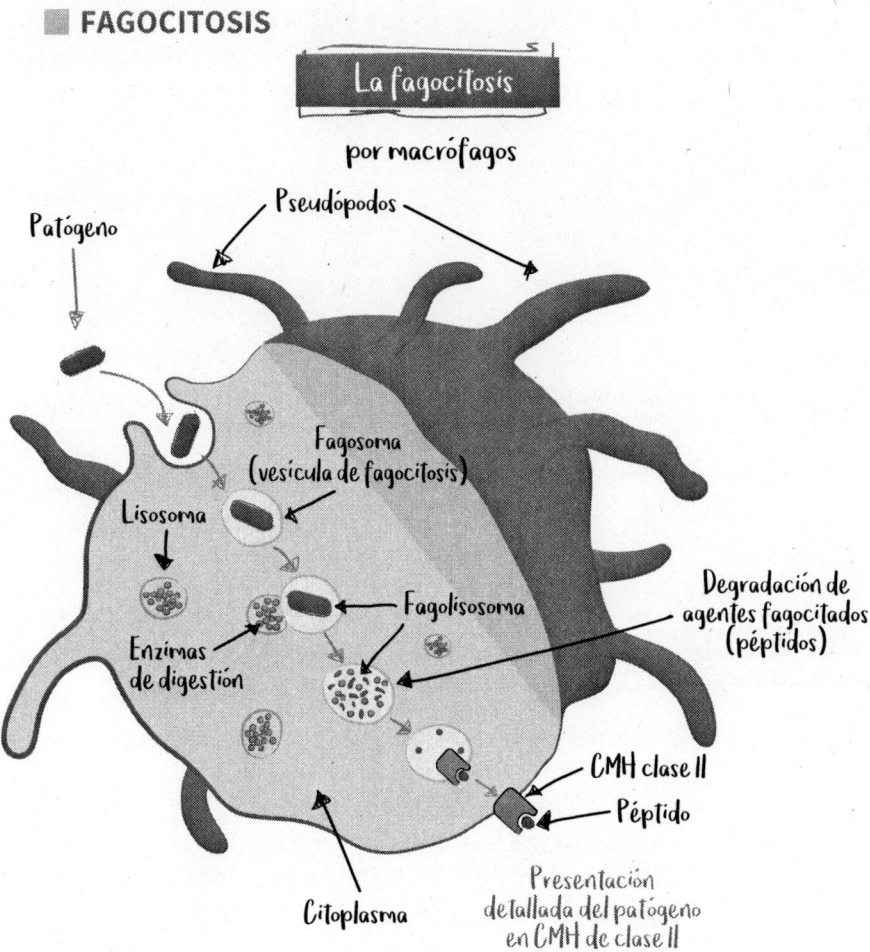

La fagocitosis

por macrófagos

Patógeno

Pseudópodos

Fagosoma (vesícula de fagocitosis)

Lisosoma

Enzimas de digestión

Fagolisosoma

Degradación de agentes fagocitados (péptidos)

CMH clase II

Péptido

Citoplasma

Presentación detallada del patógeno en CMH de clase II

Es un proceso por el que determinadas células ingieren a un agresor para digerirlo. Estas células se denominan *células fagocíticas* o *fagocitos*.

La fagocitosis de un agresor comprende varias etapas:

1. Adhesión: la célula fagocítica reconoce y se adhiere al agresor utilizando receptores de reconocimiento de patrones moleculares asociados a patógenos (PAMP).

2. Ingestión: gracias a las extensiones celulares llamadas *pseudópodos* (en forma de dedos), la célula rodea al agresor con su membrana celular y lo ingiere.

3. Digestión: la célula fagocítica posee vesículas en su citosol con contenido ácido y llenas de enzimas de degradación (proteasas, glicosidasas, nucleasas, fosfatasas, etc.) llamadas *lisosomas*. Estas vesículas lisosomales se fusionan con el fagosoma para formar el fagolisosoma. De este modo, el agresor contenido en el fagosoma se pone en contacto con un conjunto de enzimas que llevan a su digestión.

Las células presentadoras de antígenos, como las células dendríticas o los macrófagos, presentan en su superficie fragmentos del agresor en moléculas CMH de clase II. Los receptores de los linfocitos auxiliares (CD4 +) pueden reconocer estos antígenos.

Las siguientes células inmunitarias están implicadas en la fagocitosis: neutrófilos, macrófagos, células dendríticas.

▓ CITOTOXICIDAD CELULAR DIRECTA

La célula diana se destruye el entrar en contacto directo con la célula inmunitaria.

Existen dos métodos de destrucción celular:

- Por liberación de gránulos citotóxicos que contienen perforina o granzimas. La perforina forma poros (agujeros) en la membrana de la célula diana. Las granzimas son un tipo de enzimas que, una vez presentes en el citoplasma de la célula diana, activan su apoptosis (muerte celular programada).
- Por expresión de ligandos de receptores de muerte celular: la expresión del ligando Fas (FasL) o TRAIL (TNF-*related apoptosis inducing ligand*) induce la activación en la célula diana de enzimas implicadas en la muerte celular (apoptosis).

Las siguientes células inmunitarias recurren a la citotoxicidad celular directa:

linfocito T citotóxico (CD8 +), célula *natural killer* (NK).

ANTICUERPOS

Los anticuerpos son la forma secretada de los receptores de antígenos de los linfocitos B (BCR). Por su origen, son capaces de unirse muy específicamente a su antígeno gracias a su parte variable. Los anticuerpos atacan al agresor de varias maneras:

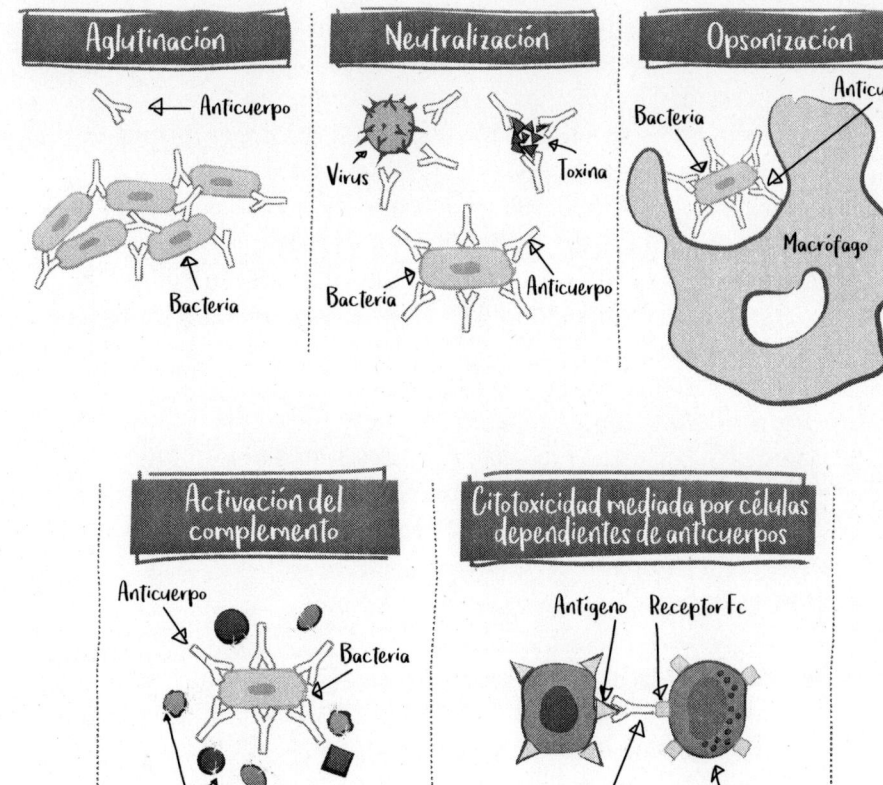

- Aglutinación: el anticuerpo actúa como un pegamento sobre el agresor, aglutinándolo en grumos y obstaculizando su proliferación.
- Neutralización: el anticuerpo se une a un elemento que el agresor utiliza para atacar a la célula (receptor para entrar en la célu-

la normal, toxina, etc.). De este modo, el anticuerpo impide directamente el mecanismo de ataque del agresor.

- La opsonización o fagocitosis celular dependiente de anticuerpos (ADCP, *antibody-dependent cellular phagocytosis*): cuando un agresor está recubierto de anticuerpos, las posibilidades de reconocimiento por parte de las células fagocíticas son mayores.
- Activación del complemento: la presencia de anticuerpos en la superficie de un agresor activa una reacción en cascada conocida como *cascada del complemento* (véase la página siguiente). Se trata de un mecanismo de respuesta inmunitaria innata que provoca la atracción de efectores inmunitarios y la formación de agujeros en el agresor para facilitar su destrucción.
- Citotoxicidad mediada por células dependientes de anticuerpos (ADCC, *antibody-dependent cell-mediated cytotoxicity*): las células NK reconocen el fragmento Fc del anticuerpo y eliminan al agresor por citotoxicidad directa gracias al reconocimiento específico del anticuerpo.

Una vez unido a su antígeno, es la parte constante del anticuerpo (el fragmento Fc) la que interactúa con el sistema inmunitario. Varios tipos de células inmunitarias pueden utilizar estos anticuerpos para actuar contra el agresor, gracias a la presencia de receptores —que reconocen el fragmento constante— denominados *receptores Fc*:

- Macrófagos y neutrófilos: activación de la fagocitosis (ADCP).
- Mastocitos, basófilos y eosinófilos: degranulación de sustancias inflamatorias para luchar contra los parásitos (ADCC).
- NK: citotoxicidad directa por secreción de perforina y granzima (ADCC).

La parte constante del anticuerpo (fragmento Fc): un papel esencial

La función y distribución del anticuerpo en el organismo dependen de la cadena pesada que compone el fragmento constante. La inmunoglobulina M (anticuerpos formados a partir de una cadena μ pesada) no tienen la misma función ni distribución que la inmunoglobulina G (anticuerpos formados por una cadena γ pesada).

Tipo de anticuerpo (inmunoglobulina)	IgM	IgG	IgE	IgA	IgD
Tipo de cadena pesada	μ	γ	ε	α	δ
Proporción en el cuerpo	10%	70-75%	<1%	15-20%	<1%
Distribución en el organismo	Vinculado a linfocitos B inexpertos, sangre	Sangre o linfa, buena difusión en los tejidos	Piel, aparato digestivo, vías respiratorias	Mucosas y secreciones (saliva, lágrimas, leche materna, secreciones nasales, digestivas o respiratorias)	Linfocitos B maduros, sangre
Función	Aglutinación, activación del complemento	Neutralización de toxinas, bacterias, virus, activación del complemento, opsonización, activación de NK	Alergias, neutralización de parásitos, activación de mastocitos, basófilos	Aglutinación, neutralización de bacterias y virus	Activación de linfocitos B, mastocitos y basófilos

▓ EL SISTEMA DEL COMPLEMENTO

Este mecanismo de defensa forma parte de la inmunidad innata. Implica una cascada de reacciones basadas en proteínas presentes en el plasma y que tiene lugar al entrar en contacto con la superficie del agresor.

Esta cascada de reacciones puede activarse por la presencia de grupos de anticuerpos (denominados *complejos inmunitarios*) en la superficie de un agresor.

Esta cascada conduce a:

- Una respuesta inflamatoria y al reclutamiento de efectores celulares (atracción por quimiotaxis de neutrófilos y macrófagos).
- La estimulación de la fagocitosis (opsonización) por los neutrófilos o macrófagos.
- La formación de agujeros (poros) en el agresor para favorecer su destrucción mediante la formación de complejos de ataque de membrana.

Cada agresor tiene su propio medio de lucha

Bacterias, parásitos: neutrófilos y macrófagos intervienen para fagocitar al agresor mediante internalización y digestión.

Células infectadas por virus y células cancerosas: los linfocitos T citotóxicos CD8+ (asesinos) participan en su eliminación.

Toxinas bacterianas, virus, parásitos: los anticuerpos (producidos por los linfocitos B) se encargan de neutralizarlos.

AUTOCONTROL VITAL: REGULACIÓN DEL SISTEMA INMUNITARIO

El sistema inmunitario es un arma muy poderosa que debe regularse para evitar que se descontrole; de ello se encargan los mecanismos de tolerancia inmunitaria.

Para mantener la integridad de nuestro organismo, incluso en caso de infección grave, el sistema inmunitario busca sistemáticamente volver a un punto de equilibrio. Toda reacción inmunitaria va acompañada de mecanismos reguladores.

La tolerancia inmunitaria le permite al sistema evitar la aparición o la continuación de su respuesta a una agresión determinada.

Es esencial para el funcionamiento normal de nuestro organismo. Es lo que impide que nuestro sistema inmunitario ataque a las células sanas del organismo (células propias) o reaccione de forma exagerada, incluso peligrosa, ante una agresión. Sin estos mecanismos de tolerancia, el sistema inmunitario puede favorecer la aparición de enfermedades autoinmunes, reacciones alérgicas o respuestas inflamatorias fulminantes, incluso mortales, a las infecciones. Gracias a ellos también, el sistema inmunitario de una mujer embarazada no ataca al feto.

Existen dos niveles de tolerancia inmunitaria: mecanismos centrales durante la maduración de los linfocitos, para limitar con antelación el riesgo de producir linfocitos autorreactivos, o mecanismos periféricos, para limitar la intensidad y la duración de la respuesta inmunitaria.

MECANISMOS CENTRALES

Los mecanismos centrales de tolerancia son procesos que tienen lugar durante la maduración de los linfocitos T (en el timo) o de los linfocitos B (en la médula ósea). De hecho, la extrema diversidad de los receptores antigénicos hace que se generen linfocitos autorreactivos. Para evitar la producción de linfocitos que ataquen al propio organismo, el proceso de maduración linfocitaria da lugar a la supresión de los linfocitos en maduración que reconocen los antígenos propios con demasiada intensidad. Este proceso regulador central se conoce como *selección negativa* y no elimina los linfocitos que son débilmente autorreactivos, es decir, que reconocen antígenos propios, pero con baja afinidad. Por tanto, se necesitan mecanismos de tolerancia periféricos para limitar su activación.

MECANISMOS PERIFÉRICOS

■ LINFOCITOS T REGULADORES

Son las células inmunosupresoras por excelencia. Su función es suprimir o reducir la inducción y proliferación de linfocitos efectores.

Para llevar a cabo sus funciones inmunosupresoras/reguladoras, el linfocito T regulador puede:

- Inducir directamente la muerte de los linfocitos T efectores mediante la producción de granzimas o perforina.
- Expresar moléculas de coinhibición en su superficie para inhibir los linfocitos efectores o las células presentadoras de antígenos.
- Liberar citocinas antiinflamatorias, como TGF-β o IL-10.

■ CÉLULAS PRESENTADORAS DE ANTÍGENOS TOLEROGÉNICAS

Las células dendríticas y los macrófagos captan los residuos del entorno y los presentan al sistema inmunitario adaptativo. Sin embargo, los mismos antígenos pueden presentarse de forma inmunógena (para inducir una respuesta inmunitaria) o tolerogénica (para promover la tolerancia), en función de las señales de peligro detectadas. Así, si las señales de peligro son débiles, la célula dendrítica responsable de presentar los antígenos a los linfocitos se diferenciará en una célula dendrítica tolerogénica.

Una célula dendrítica tolerogénica es capaz de inhibir a los linfocitos efectores por diversos mecanismos (expresión en su superficie de moléculas coinhibidoras para inhibir a los linfocitos efectores, liberación de citocinas antiinflamatorias al medio, producción de una enzima, la IDO, indoleamina 2,3-dioxigenasa).

Anergia de los linfocitos efectores: señales de coinhibición

El reconocimiento específico del complejo CMH+péptido por parte del TCR es necesario, pero no suficiente, para activar el linfocito. Es el equilibrio entre las señales activadoras y las inhibidoras lo que determinará si el linfocito se activa o no. Estas señales de coactivación o coinhibición se denominan *chekpoints* («puntos de control»). Este mecanismo impide que el sistema inmunitario se active con demasiada facilidad, lo que podría ser perjudicial.

Así, un linfocito efector puede volverse **anérgico**, es decir, reconocer su antígeno específico, pero ser incapaz de activarse debido a inhibidores de puntos de control.

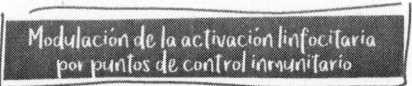

Modulación de la activación linfocitaria
por puntos de control inmunitario

La activación del linfocito requiere el reconocimiento del antígeno por el TCR y señales de coestimulación (puntos de control)

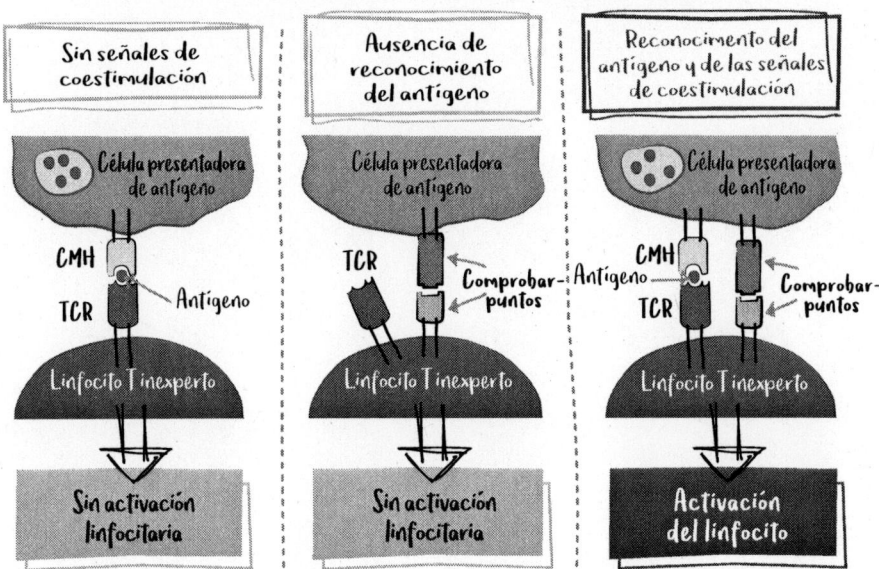

¿Cómo escapa el feto al sistema inmunitario materno?

Durante el embarazo, el feto se percibe, al menos teóricamente, como un elemento ajeno por parte del sistema inmunitario de la madre debido a la presencia de genes paternos.

De hecho, esta tolerancia hacia el feto está vinculada a la placenta, que actúa como barrera inmunitaria entre la madre y su descendiente. En primer lugar, las células de la placenta no expresan las moléculas HLA-A o HLA-B del CMH de clase I, lo que limita la destrucción por los linfocitos T citotóxicos maternos.

La placenta produce sustancias inmunomoduladoras, como la progesterona o el estradiol, que inhiben las células NK. La placenta también limita el paso de las células inmunitarias maternas, permitiendo únicamente el paso de inmunoglobulinas de tipo IgG. Estos anticuerpos no se dirigen normalmente a las células fetales, que no pasan al torrente sanguíneo materno.

En caso de que los glóbulos rojos o las plaquetas fetales pasen al torrente sanguíneo materno, existe el riesgo de inmunización fetomaterna (de la madre al feto) si los glóbulos rojos o las plaquetas son portadores de un antígeno (heredado del padre) que la madre no posee. Este paso de antígenos fetales a la sangre de la madre se favorece durante el parto, en caso de traumatismo abdominal o de interrupción del embarazo (aborto espontáneo o voluntario). Esta inmunización es la causa de la enfermedad hemolítica del recién nacido (si la inmunización afecta a los glóbulos rojos) o de la trombocitopenia neonatal (si afecta a las plaquetas).

Para detectar el riesgo de que se produzca una enfermedad hemolítica durante el embarazo, se controlan sistemáticamente los anticuerpos irregulares mediante pruebas de detección de aglutininas irregulares. Cuando nace un niño con Rh positivo de una mujer con Rh negativo, se inyectan inmunoglobulinas anti-D como medida preventiva para enmascarar las moléculas de Rh fetales e impedir que el sistema inmunitario materno las detecte y desarrolle una respuesta.

Cuando el sistema inmunitario se desboca en su lucha contra las infecciones

Las enfermedades infecciosas suponen una amenaza directa para el organismo debido a la acción nociva directa del elemento agresor. Sin embargo, a veces el sistema inmunitario, que trata de destruir las células infectadas, pierde el control y empieza a destruir todo lo que encuentra a su paso. Por ejemplo, en el caso de las infecciones víricas agudas por hepatitis, como la hepatitis B, existe el riesgo de hepatitis fulminante. Esta inflamación aguda de todo el hígado, ligada a la reacción excesiva del sistema inmunitario al virus, expone al paciente a un riesgo de muerte si no se realiza un trasplante urgente del órgano.

PAPEL DE LA MICROBIOTA

Con una superficie de doscientos cincuenta metros cuadrados, el tubo digestivo es una interfaz gigantesca de intercambio con nuestro entorno. Las mucosas del organismo, y en particular el tubo digestivo, están constantemente expuestas a estímulos para el sistema inmunitario: bacterias, alérgenos derivados de la alimentación, metabolitos de medicamentos, etc., que teóricamente deberían provocar una respuesta inmunitaria. Sin embargo, treinta billones de bacterias, o más de mil especies diferentes, habitan en nuestro tracto digestivo sin causar ninguna enfermedad. Estas bacterias se conocen como *bacterias comensales*, lo que significa que se alimentan de los residuos presentes en la mucosa digestiva sin atacar al huésped.

De hecho, el papel de la flora bacteriana es esencial para regular el sistema inmunitario: tanto para evitar una acción excesiva como para mantener una activación mínima en todo momento.

El estudio experimental en animales en los que se han suprimido las bacterias comensales muestra una reducción significativa del tamaño de los órganos linfoides y de la capacidad de respuesta inmunitaria.

ESTIMULACIÓN DE LAS DEFENSAS INNATAS

Las bacterias comensales estimulan de manera continua nuestro sistema inmunitario. Y, como hemos visto, el sistema inmunitario innato nos protege de las bacterias comensales. La mucosa digestiva nos protege a través de la barrera epitelial (unión entre las células de la mucosa), de la producción de moco y de los péptidos antimicrobianos. Esto permite contener las bacterias en el tubo digestivo para evitar que entren en el organismo. Los macrófagos que residen en la mucosa ingieren rápidamente, llegado el caso, las bacterias capaces de atravesar esta barrera fisicoquímica. También estimulan los linfocitos B de memoria presentes para mantener la producción de IgA (inmunoglobulina A), que se segrega en la mucosa.

Por lo tanto, las bacterias comensales desempeñan un papel en la estimulación regular de las defensas innatas para que sigan siendo funcionales en caso de ataque de una bacteria patógena.

El equilibrio entre las distintas especies bacterianas comensales también impide que una bacteria virulenta cause daños.

Esta es una de las razones por las que la toma de antibióticos es a menudo responsable de la aparición de diarrea. Al tratar una infección bacteriana, como una neumonía, el antibiótico altera el equilibrio de la flora bacteriana comensal eliminando ciertas especies, lo que favorece la predominancia de bacterias virulentas responsables de la inflamación de la mucosa digestiva, que se manifiesta en forma de diarrea.

■ INDUCCIÓN DE TOLERANCIA LOCAL Y GENERAL

La flora bacteriana comensal también modera la respuesta local y general del sistema inmunitario. La captación de productos bacterianos o metabolitos de la flora comensal por parte de los macrófagos y células dendríticas presentes en la mucosa digestiva tiende a provocar la secreción de señales antiinflamatorias que permiten la inducción y expansión local de linfocitos T reguladores (Treg).

Esto podría explicar, por ejemplo, el efecto antidiarreico beneficioso de los probióticos, lo que sucede cuando se ingieren ciertas especies bacterianas, como la *Saccharomyces boulardii*. Este principio también explica los beneficios del trasplante de flora fecal para el tratamiento de enfermedades inflamatorias del tubo digestivo o de infecciones bacterianas digestivas graves.

Hoy en día, algunos estudios en animales parecen demostrar el papel de la microbiota en la aparición de determinadas patologías generales: enfermedades inflamatorias, algunos tipos de cáncer, etc.

Trasplante de microbiota fecal (TMF)

Consiste en lavar primero el intestino del enfermo antes de administrarle heces de un donante sano a través de una sonda nasogástrica o una colonoscopia. Se utiliza como tratamiento experimental, si los tratamientos convencionales no funcionan, para formas graves de infecciones multirresistentes por *Clostridium difficile*. De hecho, el TMF es casi cuatro veces más eficaz que los antibióticos (94 % de éxito frente al 23 %; referencia: «Duodenal Infusion of Donor Feces for Recurrent *Clostridium difficile*», *New England Journal of Medicine*).

▧ PROBIÓTICOS Y FLORA COMENSAL: DIFERENCIAS

Los probióticos son microorganismos vivos (como bacterias o levaduras) que pueden añadirse como suplemento a determinados productos alimenticios con el objetivo de obtener un efecto beneficioso para la salud.

Los conocimientos científicos actuales no permiten definir la composición de la microbiota de un tubo digestivo sano. Más que de una composición precisa de bacterias, se trata de un equilibrio dinámico, propio de cada individuo, que viene determinado por nuestros genes, pero sobre todo por nuestros hábitos de higiene y alimentación.

Los probióticos no sustituyen la compleja diversidad de la flora comensal. Además, no contienen necesariamente bacterias comensales (presentes de forma natural en el organismo), lo que sugiere que las bacterias presentes en los probióticos solo desempeñan una función temporal, mientras se reconstituye la flora comensal.

En general, los probióticos han demostrado ser beneficiosos en el tratamiento sintomático de la diarrea infecciosa, la prevención de la diarrea relacionada con la toma de antibióticos por parte de niños y la prevención de la diarrea relacionada con la bacteria *Clostridium difficile*.

Es importante señalar que los datos científicos actuales que demuestran estos beneficios se refieren a un número muy elevado de cepas bacterianas diferentes. Pero no todas las especies bacterianas tienen el mismo efecto y este efecto también puede variar en función de la flora comensal de cada individuo.

Pese a las expectativas que pudieran crear, los datos científicos actuales no demuestran que los probióticos sean realmente beneficiosos para prevenir las infecciones urinarias o vaginales, las alergias o los eccemas. Más bien, los probióticos parecen desempeñar un papel en la prevención de las infecciones de las vías respiratorias superiores (como el resfriado común), pero los estudios actualmente disponibles no son suficientemente rigurosos para poder afirmarlo categóricamente.

Los alimentos probióticos no cumplen los criterios exigidos para los medicamentos

A diferencia de la normativa que impone a los medicamentos definir sus componentes al detalle, los alimentos probióticos a la venta rara vez indican las cepas bacterianas que contiene el producto. Es más, no se puede conocer la cantidad exacta de cada una de las bacterias que se ingieren. Y tampoco se indica la duración de la actividad de las bacterias.

Los beneficios de los probióticos: afirmaciones infundadas hasta la fecha

Según la Autoridad Europea de Seguridad Alimentaria (EFSA, según sus siglas en inglés), ningún alimento probiótico ha demostrado su eficacia hasta la fecha.

Desde 2007, es la normativa europea, aplicable en todos los Estados miembros, la que regula el uso de declaraciones nutricionales y acerca de las propiedades saludables en las comunicaciones comerciales de los productos alimenticios (Reglamento CE n.º 1924/2006).

Las declaraciones nutricionales y de propiedades saludables son afirmaciones, imágenes o símbolos que realzan el valor nutritivo o saludable de los alimentos, como frases del tipo «refuerza las defensas naturales», «facilita el tránsito intestinal» o similares.

Estas declaraciones se someten ahora a una evaluación científica centralizada por parte de la Autoridad Europea de Seguridad Alimentaria, que protege a los consumidores de la información falsa que pueda utilizar la industria.

Hasta la fecha, todas las declaraciones de propiedades saludables de alimentos que contienen microorganismos (como los probióticos) han sido rechazadas por la EFSA.

MEMORIA INMUNITARIA

La memoria inmunitaria es el mecanismo por el cual el organismo, cuando se encuentra por segunda vez con el mismo agente infeccioso, desencadena una respuesta más rápida y eficaz.

Este mecanismo es posible gracias a los linfocitos de memoria. Cuando se encuentra con un agresor por primera vez, el sistema inmunitario adaptativo tarda una semana en poder ofrecer una respuesta eficaz.

Los linfocitos B se dividen en células productoras de anticuerpos (células plasmáticas) y en células de memoria que, si vuelven a encontrarse con el mismo agresor, pueden empezar a producir anticuerpos más rápidamente. Además de un tiempo de reacción más corto, los anticuerpos resultantes son más precisos y eficaces. Esta nueva estimulación por el antígeno conduce a una diversificación secundaria de los anticuerpos, que modifica su afinidad (mejor reconocimiento) y su función (modificación de la cadena pesada del anticuerpo). Por ejemplo, el cambio de una IgM a una IgG permite que el anticuerpo se propague mejor por los tejidos del organismo.

Para determinar si una infección es más o menos reciente, los médicos pueden pedir que se analicen anticuerpos específicos: si solo hay IgM, la infección es reciente, ya que los linfocitos B aún no han tenido tiempo de producir IgG. Por el contrario, si los anticuerpos son IgG +/- IgM, la infección tiene más tiempo.

Del mismo modo, cuando los linfocitos T se activan por primera vez, se diferencian en células de memoria que pueden reaccionar más rápidamente en caso de una segunda infección por el mismo agente patógeno.

RESPUESTA INMUNITARIA

La respuesta inmunitaria protege al organismo a dos niveles: a través de la inmunidad innata y la inmunidad adaptativa, mencionadas anteriormente.

COOPERACIÓN ENTRE INMUNIDAD INNATA E INMUNIDAD ADAPTATIVA

La inmunidad innata comprende todos los mecanismos de defensa que pueden movilizarse inmediatamente (en pocas horas). Es la primera línea de defensa del organismo. Es capaz de reconocer señales de peligro y patrones generales en la superficie de los patógenos (véase la página 17).

Por su parte, la inmunidad adaptativa es la respuesta inmunitaria específica que proporcionan los linfocitos. Tarda más en desarrollarse (unos días), pero conduce a una identificación precisa del agresor gracias al reconocimiento antigénico (véase la página 18).

Estos dos niveles de respuesta inmunitaria son complementarios e interdependientes. El inicio de la agresión pone en marcha inmediatamente la inmunidad innata (macrófagos, neutrófilos, células dendríticas) para luchar contra el agresor y liberar señales inflamatorias (citocinas). Las células dendríticas presentes localmente capturan fragmentos del agresor (antígenos) y migran al ganglio linfático de drenaje a través de los vasos linfáticos.

Es en el ganglio linfático donde el sistema inmunitario innato pone en marcha el sistema inmunitario adaptativo: la célula dendrítica activa el linfocito presentándole su antígeno específico. Las señales inflamatorias que envía localmente el sistema inmunitario innato guían a los linfocitos al lugar del ataque. Una vez allí, estos eliminan a los agresores y liberan señales para reforzar las respuestas inmunitarias innatas.

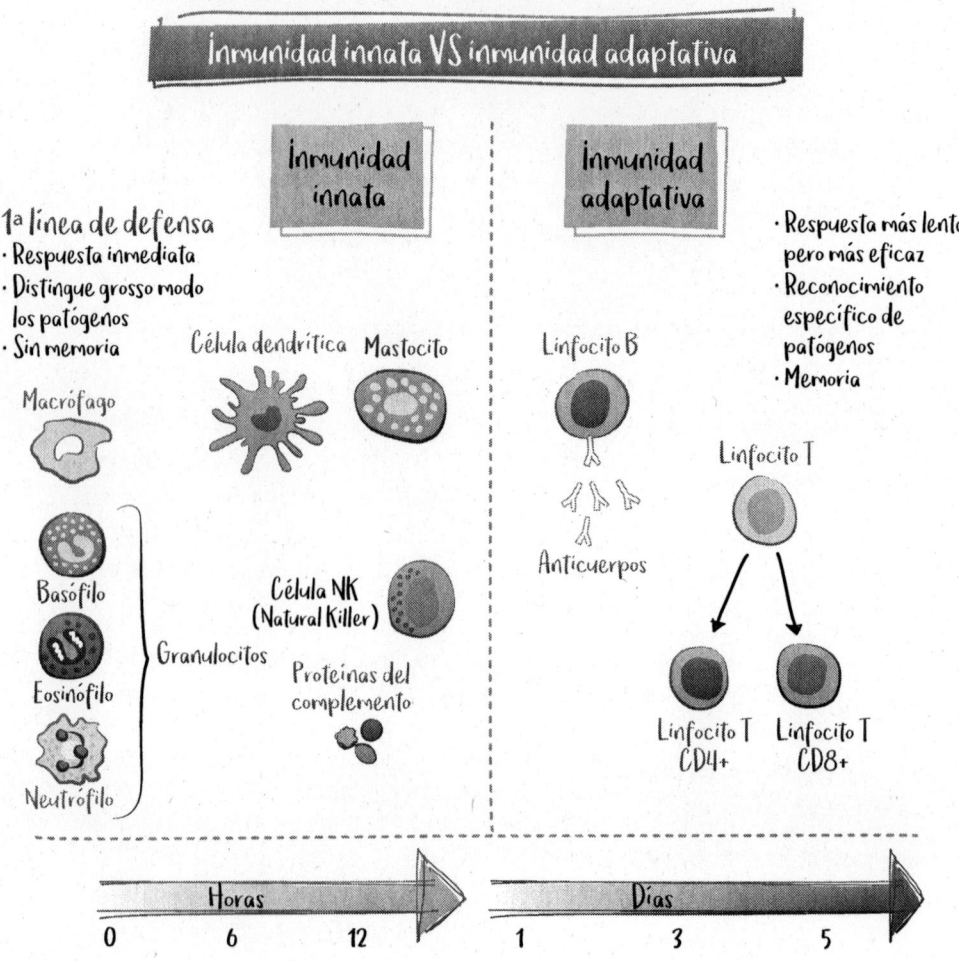

Inmunidad innata VS inmunidad adaptativa

Inmunidad innata

1ª línea de defensa
- Respuesta inmediata
- Distingue grosso modo los patógenos
- Sin memoria

Macrófago

Célula dendrítica   Mastocito

Basófilo

Granulocitos

Eosinófilo

Neutrófilo

Célula NK (Natural Killer)

Proteínas del complemento

Inmunidad adaptativa

- Respuesta más lenta pero más eficaz
- Reconocimiento específico de patógenos
- Memoria

Linfocito B

Anticuerpos

Linfocito T

Linfocito T CD4+   Linfocito T CD8+

Horas

0   6   12

Días

1   3   5

LOS MECANISMOS DE LA INMUNIDAD INNATA

Como mecanismo de defensa inespecífico e inmediato, la inmunidad innata también envía señales de alerta para guiar la respuesta inmunitaria.

Varios elementos forman parte de la inmunidad innata:

- Barreras físicas, químicas y microbiológicas.
- Inflamación.

- Una serie de células propias de este tipo de inmunidad:
  - mastocitos;
  - células fagocíticas (neutrófilos, macrófagos, células dendríticas);
  - basófilos y eosinófilos;
  - células NK.
- La cascada del complemento.

	Inmunidad innata	Inmunidad adaptativa
Elementos	1. **barrera física y química** 2. células **fagocíticas** 3. células **dendríticas** 4. Células **NK** 5. proteína o plasma (**complemento**)	1. **inmunidad humoral:** linfocitos B, células plasmáticas 2. **inmunidad celular:** linfocitos T
Seguimiento de la actividad	**siempre presente**	normalmente **silencioso**
Velocidad/ eficiencia	**respuesta inmediata,** pero eficacia limitada	**respuesta más lenta,** pero mucho más eficaz
Especificidad	**distingue entre diferentes clases de agentes patógenos** (bacterias/virus/ hongos/parásitos) **sin distinción fina**	**reconocimiento específico** de perfiles precisos: **antígenos específicos**
Desarrollo	**destrucción inmediata** del agente patógeno o **intento por contener la infección,** a la espera de la acción de la respuesta adaptativa	las células efectoras se producen en una semana y la respuesta global tiene lugar en una o dos semanas
Memoria	**sin memoria** eficacia y reactividad similares con cada exposición al agente patógeno	**células de memoria respuesta más rápida y eficaz** en una nueva exposición al agente patógeno

Adaptado del módulo de Inmunología de la UCSF, creado por Patrick Fisher, http://missinglink.ucsf.edu/lm/immunology_module

■ BARRERAS FÍSICAS, QUÍMICAS Y MICROBIOLÓGICAS

BARRERAS FÍSICAS DE LOS EPITELIOS

Los epitelios de revestimiento son los tejidos celulares que recubren el cuerpo con respecto al medio exterior: la piel (epidermis) y las mucosas. Son partes expuestas al exterior, como el epitelio respiratorio o el epitelio digestivo, entre otros. Están formados por células estrechamente relacionadas entre sí por uniones celulares.

Frente a las agresiones externas, estos epitelios de revestimiento desempeñan una función protectora esencial a través de diversos mecanismos:

- uniones estrechas entre células;
- superposición densa de capas de células y descamación (epitelio multicapa de la epidermis);
- flujo de aire (tracto respiratorio, tos) o líquido (tracto digestivo, peristaltismo), lo que ayuda a evacuar los agentes patógenos;
- producción de moco (epitelio bronquial), que atrapa los agentes patógenos;
- movimientos ciliares (epitelio bronquial).

PROTECCIÓN QUÍMICA Y MICROBIOLÓGICA

Además de la protección mecánica que proporcionan los epitelios de revestimiento, otros mecanismos intervienen en el refuerzo de las defensas del organismo frente a los ataques infecciosos:

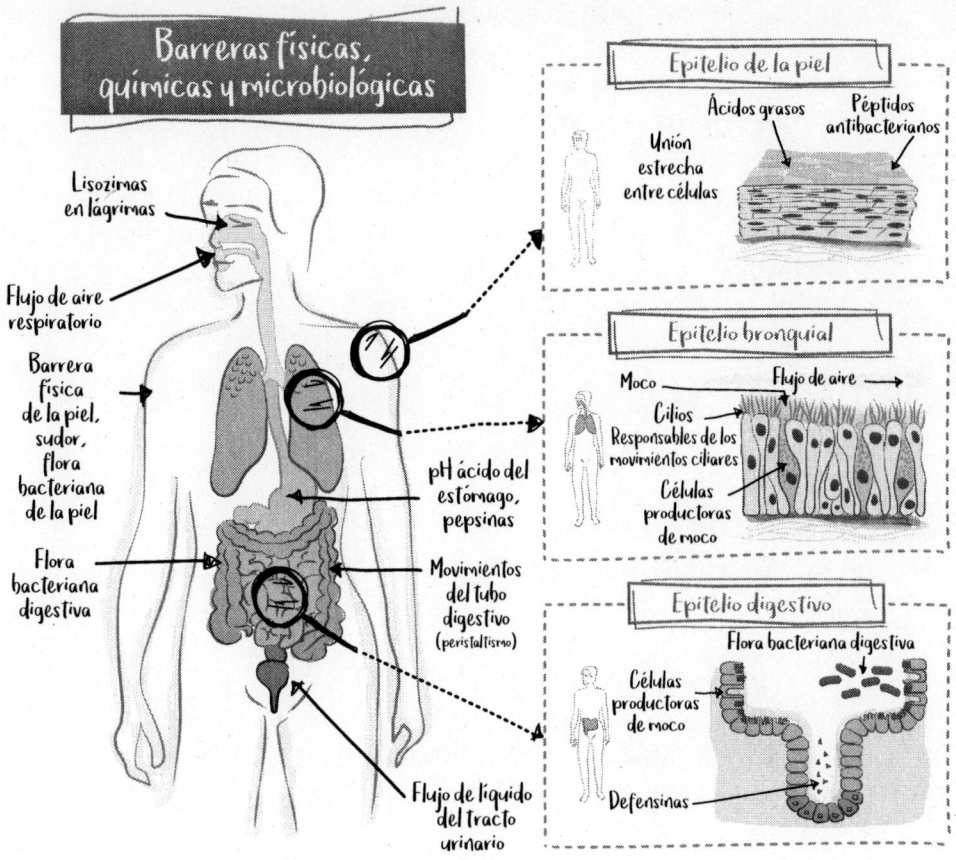

PROTECCIÓN QUÍMICA

- Cambio del pH: acidez gástrica.
- Enzimas antimicrobianas: pepsina (estómago), lisozima (lágrimas), que descomponen los elementos constituyentes de los agentes infecciosos.
- Péptidos antimicrobianos: defensinas, catelicidinas, histatinas, etc. Son auténticos antibióticos naturales.

PROTECCIÓN MICROBIOLÓGICA: FLORA COMENSAL

Como hemos visto, los microorganismos (bacterias, virus, hongos, etc.) que suelen residir en la superficie de la piel o las mucosas se conocen como *flora comensal*. Estos microorganismos, que viven en equilibrio con nuestro organismo, constituyen una primera defensa contra cualquier agente infeccioso susceptible de atacarlo. El agente sucumbe ante una flora comensal extremadamente abundante, que compite por los nutrientes disponibles y, por tanto, por la supervivencia. Además, la flora comensal mantiene localmente una estimulación mínima permanente de nuestro sistema inmunitario, contribuyendo a reforzarlo y a reforzar la función de la barrera epitelial (véase la página 51, «Papel de la microbiota»).

■ LA RESPUESTA INFLAMATORIA

Si las barreras fisicoquímicas y microbiológicas locales no contienen la agresión, el segundo mecanismo que entra en juego es la respuesta inflamatoria.

La respuesta inflamatoria es un mecanismo de defensa inmunitario innato que alerta y dirige la respuesta inmunitaria, pero también participa en la activación de las células inmunitarias efectoras locales.

Las células inmunitarias que residen en el tejido atacado (mastocitos, macrófagos) reconocen un ataque detectando la presencia de agresores, o incluso la aparición de daños celulares. Para ello, utilizan receptores de señales de peligro (véase la página 17, «Reconocimiento de las señales de peligro»):

- PAMP: receptores de patrones moleculares asociados a patógenos.
- DAMP: receptores moleculares de reconocimiento de patrones asociados al daño celular.

Al reconocer las señales de peligro, estas células de la inmunidad innata liberan mediadores inflamatorios.

La liberación de estos mediadores inflamatorios da lugar al síndrome inflamatorio que todos conocemos, con los siguientes síntomas: enrojecimiento, calor, hinchazón y dolor. El enrojecimiento y la sensación de calor se deben a la vasodilatación de los pequeños vasos sanguíneos (capilares), que también provoca una ralentización local de la circulación sanguínea. La permeabilidad de los vasos se altera, lo que favorece la fuga de plasma (la parte líquida de la sangre), responsable del edema. Por último, el dolor se debe a la presión ejercida sobre las fibras nerviosas cercanas.

Estos mediadores inflamatorios permiten:

- Activar las células efectoras para estimular su acción antimicrobiana.
- Aumentar la dilatación y la permeabilidad de los vasos. Este mecanismo aumenta el suministro de componentes inmunitarios en la sangre y permite que más células fagocíticas lleguen al lugar de la inflamación.

La inflamación desempeña un papel muy importante en la lucha contra las agresiones al organismo, ya que activa los efectores inmunitarios ya presentes en el lugar (mastocitos, macrófagos), recluta nuevos efectores (neutrófilos, monocitos/macrófagos) e informa al sistema inmunitario adaptativo (mediante la activación de las células dendríticas).

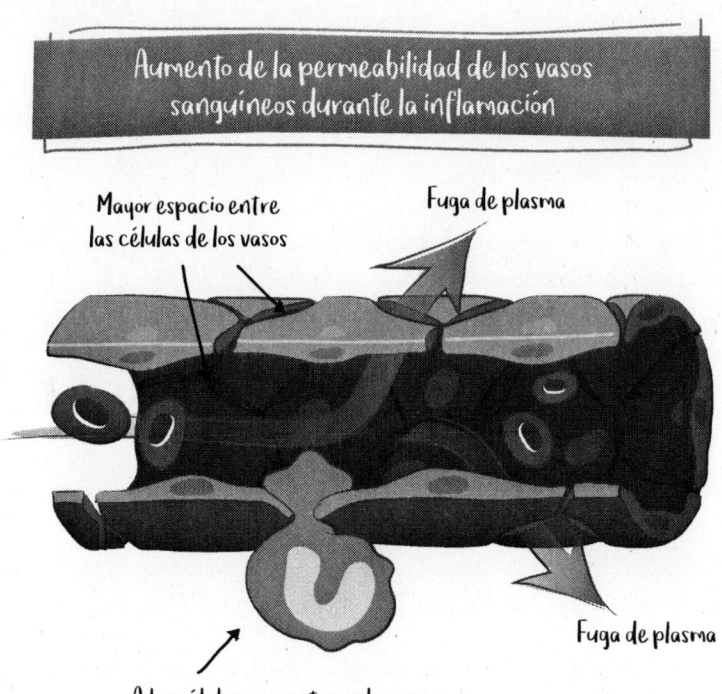

Aumento de la permeabilidad de los vasos sanguíneos durante la inflamación

Mayor espacio entre las células de los vasos

Fuga de plasma

Fuga de plasma

A las células presentes en la sangre se les facilita el paso para llegar a los tejidos

Cuando tomar antiinflamatorios reduce la respuesta inmunitaria

Si tomamos antiinflamatorios para reducir los síntomas ligados a la inflamación (dolor), corremos el riesgo de reducir la eficacia de la respuesta inmunitaria. De hecho, el antiinflamatorio disminuye la producción de mediadores de la inflamación, lo que sin duda reduce los síntomas, pero al mismo tiempo dificulta la respuesta inmunitaria contra el agresor. En caso de infección, se corre el riesgo de que el agresor escape al control y siga propagándose en los tejidos, de manera completamente asintomática, porque el antiinflamatorio suprime los síntomas asociados a la infección.

Cuando se interrumpe la toma del antiinflamatorio, o cuando la infección se ha extendido, la inflamación deja de estar controlada y reaparece, esta vez en forma de una infección grave y, por tanto, más difícil de tratar.

Un ejemplo son las infecciones dentales en las que, a falta de un tratamiento eficaz por parte del dentista, la toma de un antiinflamatorio expone al paciente al riesgo de que se le propague la infección a la cara, lo que puede desembocar en una celulitis facial odontógena, una infección especialmente difícil de tratar.

Por eso siempre es aconsejable consultar a un médico antes de tomar antiinflamatorios para dolores inusuales o si se sospecha de que puedan estar causados por una infección.

■ CÉLULAS DE LA INMUNIDAD INNATA

MASTOCITOS

Residen en los tejidos y las mucosas, y participan en la lucha contra los agentes infecciosos, la cicatrización de heridas y las alergias. Cuando reconocen señales de peligro, liberan gránulos que contienen sustancias inflamatorias y citotóxicas: histamina, leucotrienos, prostaglandinas y TNF-α.

Células fagocíticas

Comprenden los neutrófilos, los macrófagos y las células dendríticas. Son capaces de fagocitar, es decir, ingerir, agresores o restos celulares (véase la página 41, «¿Cómo elimina el sistema inmunitario a sus agresores?»). Además de destruir al agresor ingiriéndolo, las células fagocíticas liberan sustancias inflamatorias para reforzar y atraer a las células efectoras.

Los macrófagos y las células dendríticas son células fagocíticas que residen en los tejidos. Y, por su parte, los neutrófilos son células sanguíneas capaces de migrar a los tejidos en caso de inflamación.

Algunas células fagocíticas, como los macrófagos y las células dendríticas, actúan como enlace con la inmunidad adaptativa. Son capaces de presentar trozos de agresores digeridos (llamados *antígenos*) a las células efectoras del sistema adaptativo (linfocitos): son las llamadas *células presentadoras de antígenos*.

Las células fagocíticas incluyen:

Neutrófilos

Pertenecen a la familia de los polinucleares (como los eosinófilos y los basófilos) y son los glóbulos blancos más importantes de la sangre. Poco presentes en los tejidos en su estado basal, acuden para reforzar la inflamación, lo que les permite atravesar los vasos e infiltrarse en los tejidos. Son, por tanto, los principales efectores celulares de la respuesta innata.

Cuando se activan por el reconocimiento de señales de peligro, liberan gránulos con contenidos tóxicos para eliminar al agresor: mieloperoxidasas, defensinas, lisozimas, etc. Como resultado de la fagocitosis de patógenos, acaban muriendo y a veces pueden formar lo que se conoce comúnmente como *pus*: una mezcla esencialmente de neutrófilos alterados, células muertas, patógenos residuales y plasma.

La liberación de mediadores inflamatorios también provoca un aumento de su producción en la médula ósea, lo que explica que aparezcan en mayor cantidad en las muestras de sangre tomadas durante una infección (lo que se conoce como *hiperleucocitosis de neutrófilos*).

Macrófagos

Son las principales células fagocíticas que residen en los tejidos. Tienen su origen en los monocitos de la sangre que, una vez en los tejidos, se convierten en macrófagos. Su función es actuar como efectores contra las agresiones, pero también eliminar los desechos celulares y, por último, reparar y mantener los tejidos (cicatrización).

Células dendríticas

Presentes en los tejidos, las células dendríticas no son realmente células efectoras, sino más bien sensores del entorno. Son las células presentadoras de antígenos por excelencia. Al igual que los macrófagos, estas son células que se originan en los tejidos a partir de monocitos que circulan en la sangre. En ausencia de señales inflamatorias, se encuentran en un estado basal, «inmaduro». En cuanto captan agentes patógenos o señales de peligro, sufren un proceso de maduración que les permite adquirir:

- mayor capacidad migratoria;
- mejor capacidad de presentación del antígeno.

A continuación, las células dendríticas maduras migran al ganglio linfático cercano (ganglio de drenaje), donde presentan el antígeno a los linfocitos inexpertos que circulan entre los distintos ganglios linfáticos.

Basófilos y eosinófilos

Pertenecen a la familia de los polinucleares (como los neutrófilos) y circulan por la sangre. Al igual que los neutrófilos, suelen estar ausentes de los tejidos, pero pueden propagarse por ellos en caso de inflamación. Los eosinófilos y los basófilos desempeñan un papel importante en la lucha contra los parásitos, las alergias y las enfermedades inflamatorias. Cuando se activan, sus gránulos liberan sustancias tóxicas e inflamatorias directamente fuera de la célula (como la histamina), lo que permite atacar a los parásitos, que son organismos demasiado grandes para ser ingeridos.

CÉLULAS NK

Las células NK (*natural killers*, «asesinas naturales») están presentes en la sangre y se difunden en los tejidos en caso de inflamación. Se llaman así porque son intrínsecamente citotóxicas, es decir, su función es la de matar.

Se trata de células efectoras que no eliminan el agente patógeno en sí, sino las células alteradas (infectadas, tumorales, etc.). Su función es contener la infección hasta que se activen y produzcan linfocitos T CD8 citotóxicos específicos. Proporcionan una protección precoz contra los agentes patógenos intracelulares y las células tumorales.

No forman parte de las células inmunitarias adaptativas, ya que no tienen un receptor de antígeno específico. Llevan receptores activadores e inhibidores (moléculas coestimuladoras) que determinan su estado de activación.

▨ LA CASCADA DEL COMPLEMENTO

Como ya se ha mencionado, la cascada del complemento es una reacción en cadena de proteínas presentes en el plasma que tiene lugar cuando estas entran en contacto con la superficie del agente patógeno.

Activada por la presencia de grupos de anticuerpos (llamados *complejos inmunitarios*) en la superficie de un patógeno, *complementa* la acción de los anticuerpos estimulando la fagocitosis, lo que lleva a crear una respuesta inflamatoria para reclutar otros efectores celulares y forma agujeros (poros) en el agresor.

INMUNIDAD ADAPTATIVA

La inmunidad adaptativa es la inmunidad específica que median los linfocitos. Solo puede establecerse si previamente se ha activado la inmunidad innata, pero tarda más en ser eficaz.

Por otro lado, es mucho más precisa a la hora de eliminar a los agresores porque los reconoce específicamente: se trata de la especificidad antigénica, posible gracias a los receptores antigénicos de los linfocitos (véase la página 20).

Por último, la inmunidad adaptativa es capaz de crear una memoria inmunitaria que le permite reaccionar con mayor rapidez y eficacia si vuelve a encontrarse con el mismo agente patógeno.

Las células de la inmunidad adaptativa son los linfocitos, que a su vez se dividen en linfocitos B y linfocitos T.

Algunas definiciones

Linfocito inexperto: linfocito T maduro que aún no ha encontrado un antígeno.

Linfocito efector: linfocito T maduro específico de antígeno capaz de realizar funciones celulares.

Linfocito de memoria: linfocito T maduro específico de antígeno en estado de reposo, que se ha generado durante un ataque anterior y que es capaz de responder rápidamente al antígeno si la agresión se produce de nuevo (efector de memoria).

▨ DOS TIPOS PRINCIPALES DE LINFOCITOS

Linfocitos T: sus receptores de antígenos se denominan TCR (*T-cell receptor*). Reconocen el antígeno en forma de trozos (péptidos) asociados a una molécula del complejo mayor de histocompatibilidad (CMH).

Esto se conoce como reconocimiento específico del antígeno propio (véase la página 21).

Los antígenos intracelulares se presentan en moléculas CMH de clase I y son reconocidos por el TCR de los linfocitos T CD8+ (véase la página 25).

Los antígenos extracelulares se presentan en moléculas CMH de clase II y los reconoce el TCR de los linfocitos T CD4+ (véase la página 25).

Existen 2 tipos de linfocitos T:

– **Linfocitos T CD4**: linfocitos T auxiliares (*T-helper* o Th) que activan las células de la respuesta inmunitaria: macrófagos, linfocitos B, NK, linfocitos T CD8, y hacen posible la respuesta adaptativa. El TCR de los linfocitos T CD4 reconoce un antígeno presentado por el CMH de clase II.

– **Linfocitos T CD8**: linfocitos T citotóxicos que reconocen y destruyen las células infectadas por virus y las células tumorales. El TCR de los linfocitos T CD8 reconoce un antígeno presentado por el CMH de clase I.

Linfocitos B: sus receptores de antígenos se denominan BCR (*B-cell receptor*) y corresponden a un anticuerpo con una parte de membrana. Reconocen el antígeno en su forma extracelular natural (forma nativa, es decir, no modificada). En su reconocimiento no interviene molécula alguna del CMH, por lo que se trata de un reconocimiento específico del antígeno no restringido al sistema inmunitario propio.

Una vez activados, los linfocitos B se convierten en células plasmáticas, una especie de fábricas de producción celular que segregan anticuerpos que se distribuyen por todo el organismo para combatir el agente patógeno.

▓ ACTIVACIÓN Y ORIENTACIÓN DE LOS LINFOCITOS POR EL SISTEMA INMUNITARIO INNATO

La activación y orientación de la respuesta adaptativa dependen de la respuesta inmunitaria innata. Las señales inflamatorias que las células inmunitarias innatas envían específicamente al lugar de la agresión permiten:

1. Activar las células dendríticas, que migran hacia el ganglio de drenaje de la zona atacada.
2. Difundir quimiocinas (citocinas quimiotácticas), que guían a los linfocitos hasta el lugar del ataque.

La activación de un linfocito inexperto tiene lugar en los órganos linfoides secundarios (ganglios linfáticos) cuando encuentra a su objetivo concreto: el antígeno para el que es específico. Los linfocitos inexpertos circulan constantemente entre los ganglios linfáticos a través de la linfa. Solo se activan cuando encuentran a su antígeno específico, que presenta la célula dendrítica.

▓ LA GUERRA DE LOS CLONES

Cada linfocito reconoce a su antígeno mediante un receptor antigénico específico: es lo que se conoce como *clon linfocitario*. Gracias a la diversificación de los receptores antigénicos (véase la página 29, «¿Cómo funciona el sistema inmunitario para reconocer específicamente todos los antígenos posibles?: por recombinación V(D)J)», nuestro sistema inmunitario es capaz de reconocer todos los antígenos existentes. Sin embargo, dada la extrema diversidad de antígenos que nos rodean, el organismo no puede mantener tropas de linfocitos en reserva para cada antígeno. Por eso, para cada uno, el sistema inmunitario solo dispone de un clon de linfocitos. Cuando se activa, el linfocito se multiplica dividiéndose: entonces forma un ejército de clones contra el antígeno, lo que se conoce como *respuesta clonal* (multiplicación del mismo clon específico: 1 antígeno = 1 tipo de receptor = 1 clon de linfocito).

Un mismo agresor presenta varios antígenos que pueden activar diversos clones de linfocitos, lo que da lugar a una «respuesta policlonal» (multiplicación de varios clones). Una respuesta policlonal suele ser más eficaz porque permite atacar al mismo agente patógeno a varios niveles.

▒ VARIOS NIVELES DE SEGURIDAD

Para que el linfocito se active, deben ponerse en marcha una serie de salvaguardas. En primer lugar, el linfocito debe reconocer el antígeno del que es específico gracias a su receptor antigénico (TCR o BCR).

A continuación, la célula presentadora de antígeno envía diversas señales moduladoras al linfocito. Estas señales de coestimulación o coinhibición se conocen como *puntos de control* (*checkpoints*) del sistema inmunitario (véase la página 49). Es el equilibrio global de la señal recibida lo que determina en última instancia la activación del linfocito.

De hecho, en función de las señales de peligro percibidas localmente en el tejido atacado, la célula dendrítica presentará en su superficie diferentes moléculas coestimuladoras o coinhibidoras, que modularán la activación linfocitaria.

Una vez activado por su antígeno específico, el linfocito se multiplica dividiéndose en abundancia en el ganglio linfático donde se activó. El ejército de clones así formado se desplaza entonces a la zona de agresión, guiado por las quimiocinas que la inmunidad innata envía localmente. Algunos de los clones formados se diferencian en células de memoria (linfocitos de memoria), que podrán reactivarse con mayor rapidez en caso de nuevo ataque por parte del mismo agente patógeno (y tras la estimulación por el mismo antígeno).

Una vez allí, los linfocitos efectores reconocen específicamente su objetivo y desempeñan su función:

- Destrucción celular directa por linfocitos T citotóxicos CD8+ de células que presentan el péptido específico en una molécula CMH de clase I.
- Activación de efectores innatos locales por linfocitos T auxiliares CD4+ (neutrófilos, macrófagos) que presentan el péptido específico en una molécula CMH de clase II.
- Producción de anticuerpos por los linfocitos B.

▨ PARA ACTIVARSE, EL LINFOCITO B NECESITA LINFOCITOS T AUXILIARES (CD4+)

Para que un linfocito B inexperto se active, primero debe reconocer específicamente su antígeno a través de su BCR (véase la página 18). La unión del antígeno al BCR permite la internalización del agente patógeno y la presentación de fragmentos suyos en las moléculas CMH de clase II de la superficie del linfocito B.

De este modo, los linfocitos T auxiliares (CD4+) específicos del mismo patógeno y activados en el mismo ganglio linfático pueden reconocer el antígeno presentado en el CMH de clase II. A continuación, el linfocito T auxiliar permite la activación formal del linfocito B mediante la expresión de moléculas coestimuladoras (CD40-L) y la secreción de citocinas (IL-4, IL-5). Una vez activado, el linfocito B se multiplica y se convierte en linfocitos B de memoria y linfocitos secretores de anticuerpos: las células plasmáticas.

▨ EL LINFOCITO T AUXILIAR, EL DIRECTOR DE ORQUESTA DE LA RESPUESTA INMUNITARIA

Las células T auxiliares CD4+ no tienen la capacidad de eliminar directamente las células anormales, como hacen las células T CD8+, pero su papel es esencial en la coordinación y activación de toda la respuesta inmunitaria.

Cuando la célula dendrítica la activan en el ganglio, aquella también transmite señales que dirigen la función del linfocito auxiliar: es lo que se conoce como *polarización linfocitaria*. En realidad, estas señales de polarización dependen de las condiciones en las que se activó la célula dendrítica en el lugar del ataque: transmite a la vez información específica sobre el agresor (especificidad antigénica) e información general sobre el contexto del ataque.

La célula dendrítica activada puede liberar citocinas que polarizan el linfocito T auxiliar durante su activación. En función de la polarización, se han identificado varios perfiles de T auxiliares: la polarización Th1 (para *T-helper* de tipo 1), que dirige el sistema inmunitario para que luche contra las agresiones intracelulares, la polarización Th2, para que ataque a los agentes patógenos extracelulares como los parásitos, la polarización Th17, para que luche contra los agentes patógenos extracelulares bacterianos y fúngicos, y la polarización Treg (linfocitos T reguladores), para la inhibición de las respuestas inmunitarias.

Así, la presencia de interferón *gamma* dirige al linfocito T auxiliar para que evite una agresión intracelular: los linfocitos T auxiliares Th1 activan los macrófagos para que digieran los agentes patógenos que se hayan ingerido y promuevan la activación de los linfocitos T citotóxicos CD8+ o de los linfocitos B para producir anticuerpos opsonizantes (IgG) que facilitarán la fagocitosis.

La presencia de IL-4 dirige al linfocito T auxiliar para que evite la agresión parasitaria extracelular: los linfocitos T auxiliares Th2 activan más específicamente a los linfocitos B para que produzcan anticuerpos neutralizantes (IgG, IgM, IgA e IgE).

La presencia de IL-21 e IL-23 dirige al linfocito T auxiliar para que luche contra la agresión extracelular bacteriana o fúngica: los linfocitos T auxiliares Th17 activan más específicamente a los neutrófilos.

Por último, la presencia de IL-10 o TGF-β polariza el linfocito T auxiliar en un linfocito T regulador capaz de inhibir las respuestas inmunitarias, especialmente mediante la secreción de citocinas inmunosupresoras.

¿CÓMO SE ANALIZA EL SISTEMA INMUNITARIO?

EL HEMOGRAMA

El hemograma proporciona un análisis cuantitativo (numeración) y cualitativo (tipología) de los distintos elementos de la sangre.

Valores normales[2] del análisis de sangre

Glóbulos rojos:
Hemoglobina (Hb): anemia (disminución de la Hb) frente a poliglobulia (aumento de la Hb)
Hombres: 13-17 g/dL
Mujeres: 12-16 g/dL
Plaquetas:
150 000 a 400 000/mm^3
(trombocitosis frente a trombocitopenia)
Glóbulos blancos - leucocitos: 4000-10 000/mm^3
Células polinucleares
Neutrófilos (PNN) 1500-7000/mm^3 (neutropenia frente a polinucleosis neutrófila)
Eosinófilos < 400/mm^3 (hipereosinofilia en caso de exceso)
Basófilos < 100/mm^3 (hiperbasofilia en caso de exceso)
Linfocitos 1500-4000/mm^3 (linfopenia frente a linfocitosis)
Monocitos 200-800/mm^3 (monocitopenia, hipermonocitosis)

---

2. Los valores normales pueden variar en función del sistema automatizado que utilice el laboratorio.

En cuanto al sistema inmunitario, los análisis de sangre pueden detectar un aumento de los glóbulos blancos, lo que se conoce como *hiperleucocitosis*.

Se trata de un signo de activación global del sistema inmunitario y puede revelar una infección bacteriana o una inflamación (polinucleosis neutrófila), una alergia o una enfermedad parasitaria (hipereosinofilia), cáncer de la sangre (neoplasia hematológica) o una infección vírica (hiperlinfocitosis).

Una disminución de los glóbulos blancos puede indicar una infección vírica (linfopenia), la toxicidad de un tratamiento (quimioterapia) o un cáncer de sangre (neoplasia hematológica) caracterizado por una disminución de los distintos tipos de glóbulos blancos, e incluso de los glóbulos rojos y las plaquetas, pero también por la presencia de células anormales llamadas *blastos*.

Anticuerpos: herramientas moleculares de uso cotidiano

Los receptores de antígenos de linfocitos B, o anticuerpos, se utilizan actualmente como herramientas de precisión en los análisis de laboratorio.

Los investigadores han aprendido a aprovechar el funcionamiento de los linfocitos B secretores de anticuerpos, o células plasmáticas, para utilizarlos en la producción de anticuerpos en grandes cantidades. La ventaja de los anticuerpos es su especificidad: reconocen su objetivo con gran precisión. Combinados con sustancias químicas o enzimáticas, estos anticuerpos se utilizan como herramientas de detección.

CITOMETRÍA DE FLUJO

Esta técnica utiliza células en suspensión para hacerlas pasar por un flujo líquido y caracterizarlas mediante un láser.

La citometría de flujo se utiliza para analizar una muestra (sangre, líquido bronquial, tejido en suspensión) a nivel celular. Es una técnica muy habitual para identificar poblaciones inmunitarias en muestras biológicas.

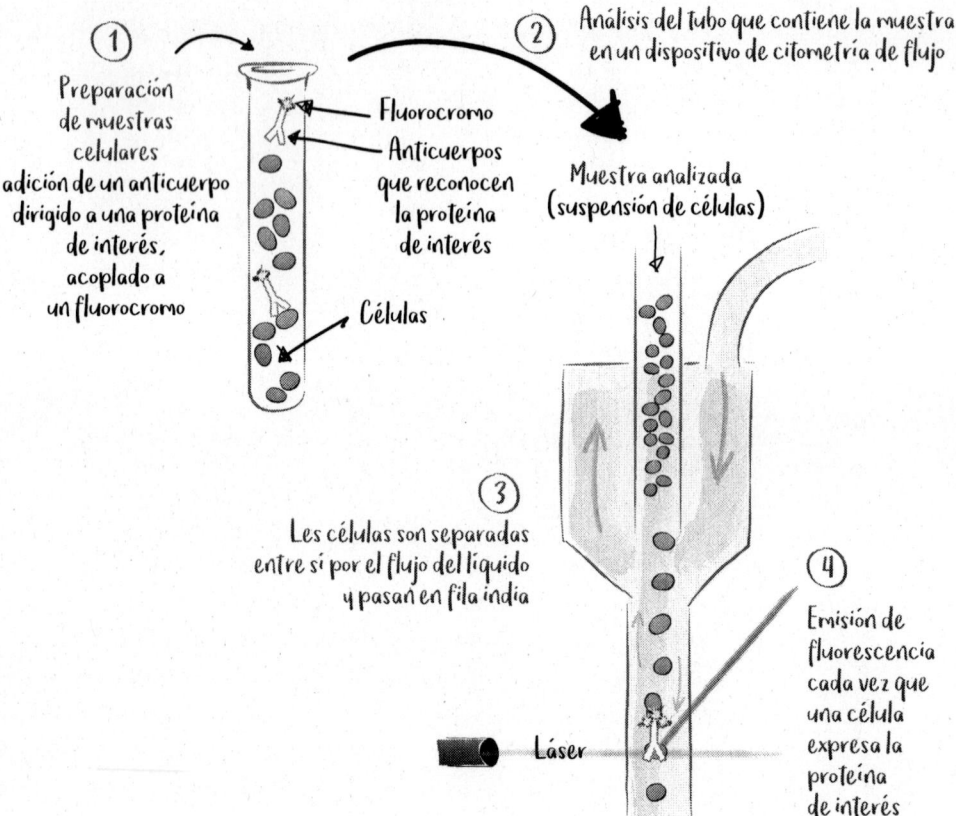

① Preparación de muestras celulares adición de un anticuerpo dirigido a una proteína de interés, acoplado a un fluorocromo

Fluorocromo
Anticuerpos que reconocen la proteína de interés
Células

② Análisis del tubo que contiene la muestra en un dispositivo de citometría de flujo

Muestra analizada (suspensión de células)

③ Les células son separadas entre sí por el flujo del líquido y pasan en fila india

Láser

④ Emisión de fluorescencia cada vez que una célula expresa la proteína de interés

Para identificar las células, se añaden a la suspensión celular anticuerpos específicos de la proteína de interés. Estos anticuerpos están acoplados a una molécula llamada *fluorocromo*, que emite una señal luminosa cuando pasa por el láser. Al ser específicos, los anticuerpos solo se unen a las células que expresan la proteína. Así, cuando las células pasan a través del láser, las que reflejan la luz son las que expresan la proteína de interés.

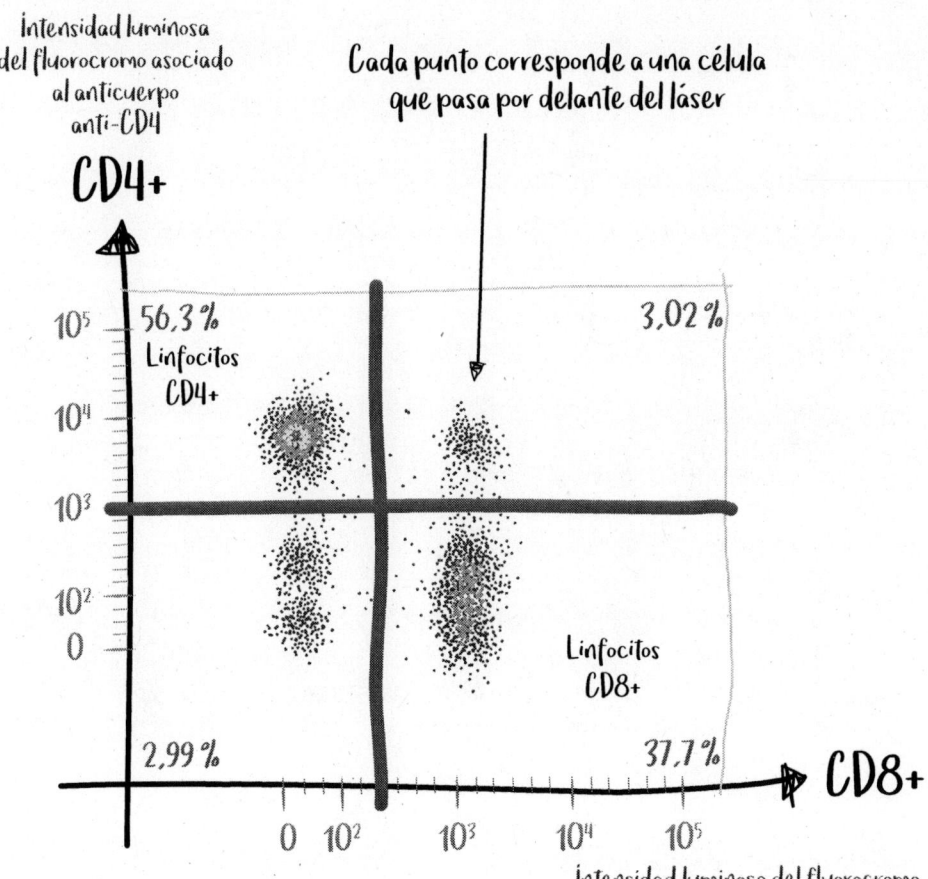

Por ejemplo, para marcar los linfocitos T que expresan la proteína CD3 (que corresponde al TCR), se utiliza un anticuerpo anti-CD3. Solo se identificarán las células que expresen CD3 en relación con todas las células de la suspensión, lo que permitirá calcular el porcentaje de linfocitos T (CD3 +).

Se pueden utilizar varios tipos de anticuerpos con fluorocromos que emiten luces de diferentes colores para estudiar varios parámetros. Actualmente, las máquinas más avanzadas pueden estudiar más de veinte parámetros simultáneamente.

ANÁLISIS DE SUERO PARA LA DETECCIÓN DE ANTICUERPOS, CITOCINAS U OTROS ANTÍGENOS MEDIANTE LA TÉCNICA ELISA (*ENZYME-LINKED IMMUNOSORBENT ASSAY*)

Esta técnica hace uso de un método inmunoenzimático para medir anticuerpos, citocinas o antígenos.

Para ello se utilizan anticuerpos específicos del elemento de interés y anticuerpos acoplados a una enzima (conocidos como *anticuerpos conjugados*). En presencia de un sustrato, la enzima presente en los anticuerpos conjugados activa una reacción química que emite una señal coloreada (reacción cromogénica) o luminosa (fluorescencia). Esta coloración o fluorescencia se mide con un aparato específico (espectrofotómetro) y permite definir la concentración del elemento de interés. La enzima actúa como un amplificador: aunque se unan pocos anticuerpos conjugados con la enzima, esta produce muchas señales, lo que hace que esta prueba sea muy sensible.

■ DETECCIÓN DE ANTICUERPOS: ELISA INDIRECTA

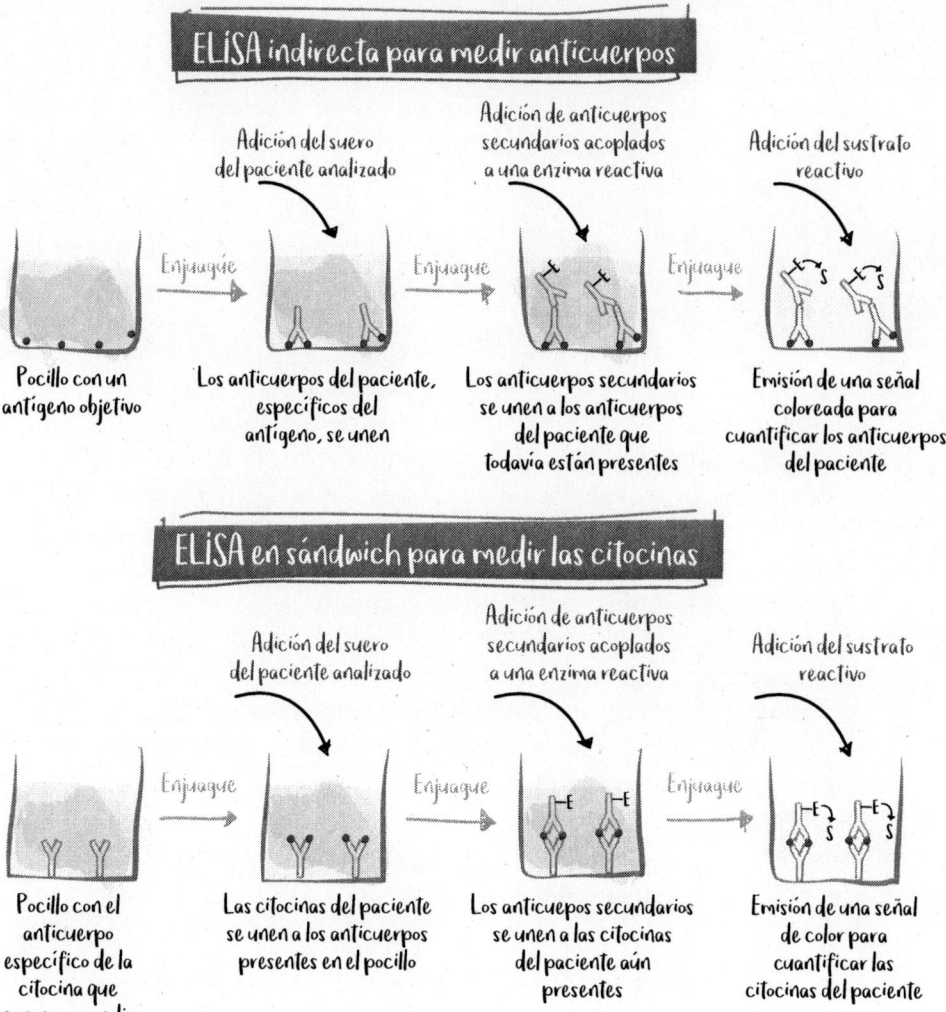

ELISA indirecta para medir anticuerpos

Adición del suero del paciente analizado

Adición de anticuerpos secundarios acoplados a una enzima reactiva

Adición del sustrato reactivo

Enjuague | Enjuague | Enjuague

Pocillo con un antígeno objetivo

Los anticuerpos del paciente, específicos del antígeno, se unen

Los anticuerpos secundarios se unen a los anticuerpos del paciente que todavía están presentes

Emisión de una señal coloreada para cuantificar los anticuerpos del paciente

ELISA en sándwich para medir las citocinas

Adición del suero del paciente analizado

Adición de anticuerpos secundarios acoplados a una enzima reactiva

Adición del sustrato reactivo

Enjuague | Enjuague | Enjuague

Pocillo con el anticuerpo específico de la citocina que queremos medir

Las citocinas del paciente se unen a los anticuerpos presentes en el pocillo

Los anticuepos secundarios se unen a las citocinas del paciente aún presentes

Emisión de una señal de color para cuantificar las citocinas del paciente

Para detectar anticuerpos, utilizamos una placa de prueba recubierta con un antígeno diana contra el que buscamos anticuerpos. Se añade el suero del paciente: si contiene anticuerpos, se unirán a los antígenos presentes. Los pocillos se enjuagan para eliminar los anticuerpos no específicos que no se han unido. Tras el aclarado, solo quedan adheridos a la superficie del pocillo los complejos antígeno-anticuerpo específicos. Estos se revelan utilizando anticuerpos secundarios acoplados a una enzima reactiva.

La técnica ELISA se utiliza para la serología vírica, es decir, la prueba que detecta los anticuerpos contra los virus presentes en el suero, lo que permite confirmar que el paciente ha sido infectado por el virus.

■ DETECCIÓN DE ANTÍGENO O CITOCINA: ELISA EN SÁNDWICH

Para detectar un antígeno o una citocina, se utiliza una placa de prueba en la que se fijan previamente anticuerpos «primarios» específicos del antígeno diana (el que se desea medir). El suero del paciente se añade al pocillo: si hay restos del antígeno presente, se unirá a los anticuerpos primarios en el fondo. El pocillo se enjuaga para eliminar los metabolitos que no se han unido. Tras el enjuague, solo quedan adheridos a la superficie del pocillo los complejos antigénicos específicos de los anticuerpos primarios. A continuación, se añaden «anticuerpos secundarios» (también conocidos como *anticuerpos de detección*), que también reconocen el antígeno unido por los anticuerpos primarios, formando un sándwich alrededor del antígeno. El pocillo se enjuaga de nuevo para eliminar los anticuerpos que no se han unido. Tras este segundo enjuague, solo quedan adheridos a la superficie del pocillo los complejos anticuerpo primario-antígeno-anticuerpo secundario.

Estos anticuerpos secundarios permiten la revelación gracias a su enzima acoplada.

EL MIELOGRAMA

Esta prueba analiza el funcionamiento de la médula ósea.

La realiza un médico de forma ambulatoria (sin necesidad de hospitalización), con el paciente tumbado y anestesia local.

Este examen se realiza cuando se detecta un mal funcionamiento de la médula en el hemograma (descenso de glóbulos blancos, rojos y plaquetas), en busca de células anormales que puedan estar interfiriendo en la actividad de producción de la médula.

La médula se extrae de huesos accesibles y ricos en médula roja, como el esternón o la cresta ilíaca (hueso de la cadera).

Tras inyectar un anestésico local, el médico punciona el hueso para aspirar una pequeña cantidad de médula. Esta muestra se extiende en un portaobjetos para observarla al microscopio.

La médula ósea normal contiene células madre precursoras de células sanguíneas: precursoras de glóbulos rojos (linaje eritroblástico), precursoras de plaquetas (linaje megacarioblástico), precursoras de neutrófilos (linaje granulocítico), linajes de eosinófilos, basófilos y el linaje monocítico. De este modo, el biólogo que observa la muestra puede determinar la riqueza de la médula (basada en el número de células) para cada linaje o si, por el contrario, determinados linajes son anormalmente pobres. También puede detectar si existen células anómalas que permitan diagnosticar distintos tipos de cáncer sanguíneo, como la leucemia.

ANÁLISIS BASADO EN UNA BIOPSIA DE TEJIDO: INMUNOHISTOQUÍMICA

Esta técnica se utiliza habitualmente para detectar y localizar la expresión de proteínas en los tejidos. En la práctica, una biopsia (muestra de un pequeño trozo de tejido) o una muestra quirúrgica (lesión extirpada durante una intervención quirúrgica) se corta en finas tiras de unas pocas micras para colocarlas en un portaobjetos que pueda examinarse al microscopio. Los médicos encargados de interpretar y realizar estos análisis son los anatomopatólogos.

Para detectar la expresión de una proteína concreta, se utilizan anticuerpos que la reconocen específicamente. Estos anticuerpos se unen con precisión a la zona del tejido que expresa la proteína de interés.

Se emplea este término, «inmunohistoquímica», porque esta técnica de análisis de tejidos (*histo* en griego) utiliza anticuerpos específicos de la proteína que se estudia —de ahí el término *inmuno*— acoplados a enzimas que catalizan una reacción química responsable de la tinción (reacción cromogénica).

También se puede utilizar un anticuerpo acoplado a un fluorocromo (sustancia química capaz de emitir fluorescencia) que es visible con un microscopio específico llamado *microscopio de fluorescencia*: es lo que se conoce como *inmunohistofluorescencia*.

Se pueden utilizar diferentes enzimas o fluorocromos acoplados a varios anticuerpos para observar la expresión de otras proteínas dentro de la misma sección de tejido.

Así pues, la inmunohistoquímica permite caracterizar mejor los tejidos observando las proteínas que expresan: proteínas estructurales (citoqueratinas), proteínas asociadas a la proliferación (Ki67), proteínas infecciosas, etc.

Esta técnica es de especial interés para caracterizar mejor el entorno inmunitario de los tejidos mediante la detección de las proteínas de las células del sistema inmunitario.

CAPÍTULO 2

Inmunidad y cáncer

¿QUÉ ES EL CÁNCER?

El término «cáncer» engloba un gran número de enfermedades diferentes, pero todas presentan el mismo fenómeno patológico. Nuestro cuerpo y órganos están formados por miles y miles de millones de células que se multiplican regularmente para formar células nuevas y mantener su correcta función. Cuando una de estas células envejece o se daña, muere y otras nuevas ocupan su lugar. En el caso del cáncer, este fenómeno de renovación celular se altera: en lugar de ser sustituida al cabo de cierto tiempo o en caso de anomalía, la célula sigue proliferando y, potencialmente, acumula anomalías.

ETAPAS DE DESARROLLO DE LA ENFERMEDAD

La transformación de una célula normal en cancerosa está ligada a la acumulación de mutaciones en los genes implicados en la proliferación celular. Debido a estas mutaciones, las células cancerosas se vuelven independientes de las señales que controlan la multiplicación y proliferación celular. Comienzan a diseminarse para invadir otros órganos y provocar metástasis. Estas propiedades de proliferación incontrolada provocan daños en los órganos invadidos, que culminan, si no se tratan, en una insuficiencia potencialmente mortal.

Un tumor benigno es una acumulación anormal de células que, a diferencia de las células de los tumores malignos, no tienen la capacidad de invadir el tejido sano adyacente ni de diseminarse mediante metástasis. No obstante, los tumores benignos pueden ser molestos, ya que su crecimiento puede provocar la compresión de los tejidos adyacentes y complicar la función de los órganos vecinos. Además, algunos tumores benignos tienen el potencial de convertirse en malignos, ya que están formados por células precancerosas. Si no se tratan, estas lesiones precancerosas pueden convertirse en cáncer propiamente dicho (tumor maligno).

■ MUTACIONES QUE REFUERZAN LA PROLIFERACIÓN

Las células precancerosas tienen una mutación en su genoma que provoca un aumento de la proliferación. Estas células se desarrollan y multiplican hasta formar un grupo de células transformadas idénticas: un tumor benigno. Si acumulan nuevas mutaciones que refuerzan esta proliferación (capacidad de división infinita, huida del proceso de muerte celular programada), adquirirán las características de las células cancerosas y se multiplicarán anárquicamente, formando un tumor maligno.

Inicialmente, un tumor maligno es pequeño y está localizado en el tejido de origen: es lo que se conoce como *tumor primario*. Es capaz de provocar la formación de nuevos vasos sanguíneos para satisfacer sus crecientes necesidades de oxígeno y nutrientes. Poco a poco, puede invadir los tejidos vecinos y llegar a interferir localmente en el funcionamiento del órgano afectado, provocando a veces síntomas (dolor, hemorragias, tos, etc.). En una fase más avanzada, las células cancerosas pueden diseminarse fuera del órgano donde se formó el tumor primario. Circulan por el torrente sanguíneo y el sistema linfático para extenderse por todo el cuerpo. Suelen afectar primero a los ganglios linfáticos cercanos al tumor primario (invasión ganglionar) y después forman nuevas colonias de células tumorales en otros órganos distantes, lo que se conoce como *metástasis* —o *tumores secundarios*—. Estas metástasis corresponden al mismo tipo tumoral que el tumor primario. Por ejemplo, las metástasis óseas del cáncer de pulmón corresponden a células tumorales pulmonares (y no a células tumorales óseas del cáncer de hueso).

La clasificación TNM se utiliza a menudo para clasificar lo avanzado que está un cáncer y decidir el tratamiento:

T (*tumor*). Corresponde a las características del tumor primario, a menudo su tamaño. T1 corresponde a un tumor pequeño, T2 a un tumor más grande, y así sucesivamente.

N (*node*). Corresponde a la invasión de los ganglios linfáticos. N0 si no hay ganglios linfáticos invadidos, N1, N2, etc., dependiendo del número o localización de los ganglios linfáticos invadidos.

M (*metastasis*). Corresponde a la presencia de metástasis. M0 si no hay invasión metastásica y M1 si hay metástasis. En función del tamaño del tumor (T), la afectación de los ganglios linfáticos (N) y la presencia de metástasis (M), puede definirse el estadio del cáncer: del estadio I (tumor único y pequeño) al estadio IV (presencia de metástasis). El tratamiento más adecuado se decide en función de esta clasificación.

▓ CARCINÓGENOS FÍSICOS, QUÍMICOS O BIOLÓGICOS

Algunas sustancias cancerígenas pueden favorecer las mutaciones que dan lugar a células cancerosas, mientras que otras mutaciones se ven favorecidas por anomalías aleatorias de la replicación, cuya frecuencia aumenta con la edad. A veces, se relacionan con anomalías hereditarias en las proteínas reparadoras del ADN.

Existen tres tipos de carcinógenos:

- Físicos, como la radiación ultravioleta y la radiación ionizante.
- Químicos, como los componentes del humo del tabaco o el amianto.
- Biológicos, como las infecciones causadas por determinados virus (papilomavirus y cáncer de cuello uterino o de garganta; hepatitis B o C y cáncer de hígado), bacterias (*Helicobacter pylori* y cáncer de estómago) o parásitos.

La OMS actualiza periódicamente una clasificación (en inglés) de carcinógenos a través del Centro Internacional de Investigaciones sobre el Cáncer (IARC, por sus siglas en inglés): https://monographs.iarc.who.int/agents-classified-by-the-iarc/.

La lista de carcinógenos identificados por la OMS según el tipo de cáncer está disponible, en inglés, en https://monographs.iarc.who.int/wp-content/uploads/2019/05/OrganSitePoster.PlusHandbooks.17012019.pdf.

CÁNCER EN EL MUNDO

Al año se producen unos dieciocho millones de casos de cáncer (cifras de 2020). Cerca del 40 % de hombres y mujeres recibirán a lo largo de su vida un diagnóstico de cáncer (datos de 2015 a 2017).

En los hombres, los tipos de cáncer más frecuentes son el de próstata, el de pulmón y el colorrectal. En las mujeres, el cáncer de mama, el cáncer colorrectal y el cáncer de pulmón.

El cáncer es actualmente una de las principales causas de muerte en el mundo desarrollado. En 2020, alrededor de diez millones de personas murieron de cáncer en todo el planeta. Un tercio de estas muertes se debieron a cánceres relacionados con el tabaco.

Los más mortales son el cáncer de pulmón, el colorrectal y el de próstata en los hombres; el de mama, el de pulmón y el colorrectal en las mujeres.

En la actualidad, entre el 30 y el 50 % de los casos de cáncer del mundo podrían prevenirse. La prevención implica reducir los factores de riesgo y la detección en una fase temprana. Gracias al cribado, la detección precoz y el tratamiento de los pacientes, aumentan las posibilidades de curación.

▦ EL MISMO PROCESO PATOLÓGICO, PERO ENFERMEDADES MUY DIFERENTES

En realidad, el término «cáncer» abarca enfermedades con pronósticos extremadamente diferentes. Por ejemplo, la supervivencia a cinco años, es decir, el número de personas vivas cinco años después del diagnóstico de un cáncer, varía entre el 4 % del cáncer de pleura y el 98 % del cáncer de tiroides. Como se ilustra en la tabla siguiente, el cáncer de pulmón o de páncreas no tienen nada en común en cuanto a pronóstico con el cáncer de próstata o de mama.

El mejor pronóstico de ciertos tipos de cáncer se debe a menudo a que pueden operarse y extirparse en su totalidad (es decir, antes de que se produzca metástasis), y esto es tanto más cierto cuanto más temprana es la detección (la ventaja del cribado en este caso).

Pronóstico de los tipos de cáncer según su localización

Supervivencia a 5 años	Localización del cáncer	Hombre	Mujer
Supervivencia a 5 años, < 33 %	Pleura	4 %	8 %
	Páncreas	8 %	7 %
	Esófago	14 %	16 %
	Hígado	15 %	14 %
	Pulmón	16 %	20 %
	Cerebro	19 %	21 %
	Conductos biliares	19 %	15 %
	Estómago	23 %	28 %
	Hipofaringe	28 %	34 %
Supervivencia a 5 años, entre el 33 y el 65 %	Orofaringe	38 %	49 %
	Lengua	39 %	52 %
	Cavidad oral	43 %	54 %
	Ovarios		43 %
	Vejiga	50 %	43 %
	Cavidad nasal	53 %	46 %
	Vulva y vagina		49 %
	Intestino delgado	53 %	51 %
	Colon	61 %	59 %
	Cuello uterino		64 %

Supervivencia a 5 años	Localización del cáncer	Hombre	Mujer
Supervivencia a 5 años, ≥ 66 %	Riñón	71 %	71 %
	Cuerpo uterino		74 %
	Próstata	84 %	
	Labios	86 %	76 %
	Piel	86 %	92 %
	Pecho		88 %
	Tiroides	92 %	98 %
	Testículos	96 %	

Datos aproximados en Europa durante el periodo 2005-2010

Estos datos también explican por qué, para un mismo tipo de cáncer, el pronóstico es completamente diferente según se trate de una enfermedad localizada (y, por tanto, operable) o, por el contrario, metastásica. La mayoría de los casos de cáncer de mama localizado o localmente avanzado tienen un buen pronóstico (supervivencia a 5 años superior al 70 %). Sin embargo, si el cáncer se extiende a otros órganos (estadio metastásico), la supervivencia a 5 años desciende a alrededor del 20 %. Por el contrario, la inmensa mayoría de los casos de cáncer de pulmón se diagnostican en un estadio avanzado y tienen un mal pronóstico (supervivencia a 5 años en torno al 15 %); pero si la enfermedad se detecta en un estadio localizado operable, la supervivencia a 5 años ronda el 55 %.

Aparte del tratamiento local cuando es posible (cirugía), los tratamientos convencionales contra el cáncer suelen tener una eficacia limitada. De hecho, al cabo de unos meses, la enfermedad cancerosa acaba haciéndose resistente al tratamiento, por lo que hay que plantearse un nuevo tipo de terapia.

Los principales factores de riesgo

Factores relacionados con el estilo de vida:

- tabaco;
- consumo de alcohol;
- sobrepeso u obesidad ligados a una alimentación desequilibrada o a la falta de ejercicio físico (sedentarismo);
- exposición excesiva a la radiación ultravioleta;
- infecciones por determinados virus (virus del papiloma, hepatitis, etc.) o bacterias (*Helicobacter pylori*).

Factores relacionados con el entorno:

- contacto con determinados productos físicos y químicos, especialmente en el lugar de trabajo (amianto, benceno, polvo de madera, etc.);
- exposición a determinados contaminantes del aire, el suelo o el agua;
- radiación (de fuentes naturales, como el radón, o artificiales, como los rayos X).

Entre estos factores de riesgo, el tabaquismo es el más importante, responsable de alrededor del 20 % de todas las muertes por cáncer.

TRATAMIENTOS ACTUALMENTE EN USO

Cuando se detecta un tumor maligno, pueden ofrecerse varios tratamientos.

▥ TRATAMIENTOS LOCALES

Actúan sobre la zona del tumor primario o los ganglios linfáticos.

Cirugía

Cuando es posible, se extirpa todo el tumor, lo que se conoce como *cirugía de escisión*. La finalidad es extirpar el tumor maligno, e incluso los ganglios linfáticos cercanos, antes de que las células tumorales se extiendan más allá.

RADIOTERAPIA

Esta técnica utiliza radiaciones ionizantes para destruir las células cancerosas. Las máquinas de radioterapia actuales son extremadamente precisas para preservar el tejido sano circundante.

OTROS TRATAMIENTOS MÍNIMAMENTE INVASIVOS

Estas técnicas utilizan calor (radiofrecuencia) o frío (crioterapia) para destruir la zona tumoral.

■ TRATAMIENTOS GENERALES O SISTÉMICOS

Administrados por vía oral (*per os*) o intravenosa, se distribuyen por todo el organismo.

Actúan en todo el organismo, incluso en las células cancerosas que no detectan los exámenes radiológicos (lo que se conoce como *enfermedad micrometastásica*).

QUIMIOTERAPIA

Se utilizan sustancias químicas que afectan a la división celular. Como las células tumorales son más proliferativas, son más sensibles a estos venenos celulares que las células sanas. Debido al mecanismo de acción, estos fármacos pueden afectar a células sanas que se dividen rápidamente, como las células del epitelio digestivo (causando toxicidad digestiva que provoca diarrea) o las células madre de la médula ósea (causando toxicidad que provoca una disminución de glóbulos rojos o blancos).

TERAPIAS DIRIGIDAS

A diferencia de la quimioterapia, que ataca indiscriminadamente a todas las células que se dividen rápidamente, una terapia dirigida ataca específicamente un mecanismo utilizado por la célula tumoral para proliferar. Por tanto, la toxicidad de estos tratamientos suele ser menos importante que la de la quimioterapia, pero no inexistente. Las células sanas a veces pueden utilizar los mismos mecanismos que las células tumorales: por tanto, también se ven afectadas de forma selectiva.

Las terapias dirigidas pueden actuar a distintos niveles de la célula:

- en factores de crecimiento presentes fuera de la célula;
- en los receptores de los factores de crecimiento;
- en las moléculas del interior de la célula.

Por ejemplo, los tratamientos hormonales que se administran para el cáncer de mama o de próstata tienen por objeto impedir que las hormonas producidas de manera natural por nuestro organismo estimulen (factor de crecimiento) la proliferación de las células cancerosas sensibles a las hormonas. Otro ejemplo es el uso de un anti-EGFR (*epidermal growth factor receptor*), que se dirige al receptor del factor de crecimiento epidérmico y se administra en pacientes con cáncer de pulmón con una mutación activadora de este receptor. Los agentes antiangiogénicos se dirigen a los factores de crecimiento vascular (VEGF, *vascular endothelial growth factor*) o a sus receptores (VEGFR) para impedir que los tumores creen nuevos vasos para su proliferación.

Estos fármacos utilizan dos tipos de métodos:

- Pequeñas moléculas que, en la mayoría de los casos, bloquean la función enzimática implicada en la vía de proliferación; el nombre de estas moléculas termina en -*ib*.
- O bien, anticuerpos monoclonales que reconocen específicamente el objetivo (especificidad antigénica de los anticuerpos); el nombre de estas moléculas termina en -*ab*.

INMUNOTERAPIAS

A diferencia de la quimioterapia o las terapias dirigidas, las inmunoterapias no se dirigen directamente contra el tumor: actúan estimulando el sistema inmunitario para que sea más eficaz contra las células cancerosas.

▓ TRATAMIENTOS PALIATIVOS

Son aquellos que tratan los síntomas ligados a la enfermedad cancerosa (dolor, ansiedad, molestias respiratorias, etc.), así como los ligados a los efectos secundarios de los tratamientos contra el cáncer (náuseas, diarrea, disminución de glóbulos rojos o blancos, etc.). Los tratamientos paliativos —también llamados *cuidados de apoyo*— se introducen desde el diagnóstico del cáncer, incluso si está localizado. También se mantienen aunque se interrumpa el tratamiento médico contra el cáncer.

Los tratamientos médicos contra el cáncer también pueden ser tratamientos paliativos, ya que reducen los síntomas asociados a la enfermedad oncológica.

▓ TRATAMIENTOS ADYUVANTES Y NEOADYUVANTES

Según el momento en que se administra el tratamiento en relación con la cirugía, hay tratamientos «neoadyuvantes» y «adyuvantes».

El tratamiento neoadyuvante se administra antes de la cirugía. El objetivo es reducir el tamaño del tumor para facilitar su extirpación quirúrgica.

El tratamiento adyuvante se administra después de la cirugía. El objetivo es eliminar cualquier célula cancerosa que no se haya eliminado con la cirugía, ya sea alrededor de la zona quirúrgica (radioterapia) o a distancia (tratamiento médico con quimioterapia, por ejemplo).

▓ LOS OBJETIVOS DEL TRATAMIENTO DEL CÁNCER

El objetivo cuando se trata un cáncer es curar la enfermedad eliminando las células cancerosas del organismo. Este suele ser el caso cuando el cáncer está localizado. A veces, los tratamientos curativos se complementan con tratamientos adyuvantes para limitar el riesgo de recurrencia de la enfermedad.

Los tratamientos no curativos no eliminan definitivamente las células cancerosas. Sin embargo, sí pretenden aumentar la esperanza de vida (al ralentizar la progresión del tumor) y mejorar la calidad de vida (al reducir los síntomas asociados al cáncer). Este suele ser el caso cuando el cáncer es metastásico.

La difícil lucha contra un enemigo íntimo

Las células tumorales son células, sanas en un principio, que han acumulado mutaciones y han proliferado sin control. Para combatirlas, el sistema inmunitario se enfrenta a un complejo dilema, ya que está programado para proteger los elementos que lo conforman.

A diferencia de una bacteria o una célula infectada por un virus (que expresan proteínas que no son propias), al sistema inmunitario le cuesta mucho más reconocer las células cancerosas, que expresan en gran medida proteínas propias y no liberan necesariamente señales de peligro.

Además, una vez que el sistema inmunitario ha reconocido las células tumorales, debe reaccionar con cautela para evitar atacar involuntariamente a las células sanas (riesgo de autoinmunidad).

EL PAPEL DEL SISTEMA INMUNITARIO EN EL CONTROL DE LOS TUMORES

Antes de la llegada de las nuevas inmunoterapias, el papel de la inmunidad en la lucha contra el cáncer fue objeto de debate durante mucho tiempo. Sin embargo, varios argumentos apoyaban el papel del sistema inmunitario en el control de la enfermedad cancerosa.

Varios estudios realizados en ratones han demostrado que los tumores espontáneos aparecen con mayor frecuencia si los animales presentan deficiencias de células o moléculas clave para la inmunidad adaptativa (linfocitos B y T, IFN-γ, etc.) o para la inmunidad innata (células NK, etc.).

INMUNODEFICIENCIA Y RIESGO DE CÁNCER

Los datos epidemiológicos muestran que la incidencia de determinados tipos de cáncer aumenta en los pacientes con una inmunodeficiencia, ya sea genética (síndrome de Down, ataxia telangiectasia, etc.) o adquirida: bien durante un tratamiento inmunosupresor (en el marco de un trasplante, por ejemplo), bien durante una infección dirigida específicamente contra las células inmunitarias (como en el caso del VIH-SIDA). De hecho, se ha descubierto que en estos pacientes se produce un aumento muy significativo de la incidencia de cáncer inducido por virus (sarcoma de Kaposi con el virus HHV8, linfoma con el virus EBV, cáncer anal y de cuello de útero en el caso del virus del papiloma), así como otros tipos de cáncer no relacionados con virus (leucemia, linfoma, melanoma, cáncer bronquial, etc.).

En los pacientes con VIH, cuanto mayor es la inmunosupresión (y, por tanto, menor es el nivel de linfocitos sanguíneos en circulación), mayor es el riesgo de cáncer.

Curiosamente, en el caso de los linfomas que aparecen en pacientes sometidos a un tratamiento inmunosupresor prolongado, la interrupción de los fármacos inmunosupresores puede provocar una regresión espontánea del tumor.

Por último, hay casos de pacientes trasplantados que han desarrollado cáncer a partir de células cancerosas presentes en el órgano trasplantado de donantes que lo habían padecido anteriormente. A raíz de estos desafortunados descubrimientos, ya no está permitido donar órganos si se ha padecido cáncer en el pasado.

Estos datos ilustran claramente que las células tumorales están presentes en el organismo y que la reducción del control del sistema inmunitario (mediante tratamientos inmunosupresores o infecciones) puede favorecer el desarrollo de cáncer.

LA TEORÍA DE LA INMUNOVIGILANCIA TUMORAL

La idea de combatir el cáncer estimulando el sistema inmunitario es relativamente antigua. La concibió por primera vez a finales del siglo XIX el cirujano William Coley, que observó una asociación entre la regresión de los tumores óseos (sarcomas) y la aparición de infecciones bacterianas postoperatorias (patógenos estreptocócicos responsables de la erisipela). La teoría de la inmunovigilancia tumoral se desarrolló a partir de la hipótesis de que la reacción inflamatoria secundaria a la infección podía controlar el crecimiento tumoral. Esta teoría fue propuesta por primera vez por Paul Ehrlich a principios del siglo XX y la retomaron Frank Macfarlane y Lewis Thomas en 1957. Más recientemente ha sido revisada y mejorada por Robert Schreiber mediante «la teoría de las tres es», según la cual la interacción entre el sistema inmunitario y el tumor consta de tres fases: eliminación, equilibrio y escape.

▓ TRES FASES DISTINTAS

El concepto de «inmunovigilancia» se refiere a la acción de nuestro sistema inmunitario, que vigila continuamente las distintas células de nuestro organismo en busca de células cancerosas.

La fase de eliminación es una fase celular asintomática durante la cual el sistema inmunitario detecta la presencia de células tumorales y las elimina precozmente, incluso antes de que se manifiesten clínica o radiológicamente. Si no se eliminan estas células, se entra en una fase de equilibrio durante la cual el sistema inmunitario controla la proliferación de las células tumorales sin erradicarlas. Las células tumorales se mantienen en un estado de latencia que puede persistir durante varios años, antes de que un tumor llegue a ser clínicamente detectable. Es durante este periodo de equilibrio cuando el sistema inmunitario ejerce una presión selectiva sobre las células tumorales, favoreciendo la aparición de células tumorales poco inmunógenas (proceso de inmunoselección o *inmunoediting*). Durante la fase de escape, las células tumorales han adquirido la capacidad de desviar el reconocimiento o la destrucción por parte del sistema inmunitario, lo que permite el desarrollo de un tumor clínicamente detectable y, por tanto, susceptible de ser tratado.

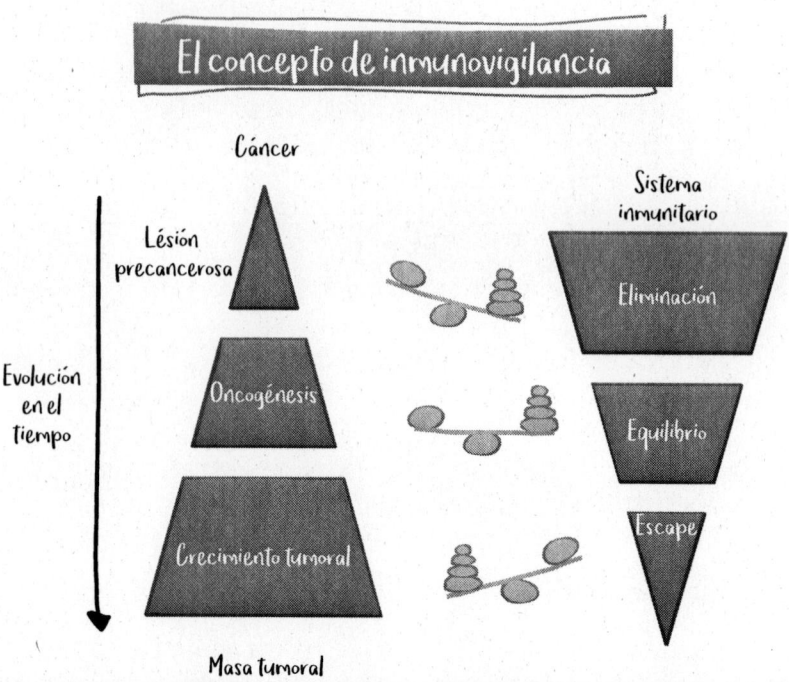

El concepto de inmunovigilancia

Adaptado de Zitvogel L., Galluzzi L., Smyth M. J. y Kroemer G., «Mechanism of action of conventional and targeted anticancer therapies: reinstating immunosurveillance», *Immunity*, 2013, 39 (1), 74-88, doi: 10.1016/j. immuni.2013.06.014

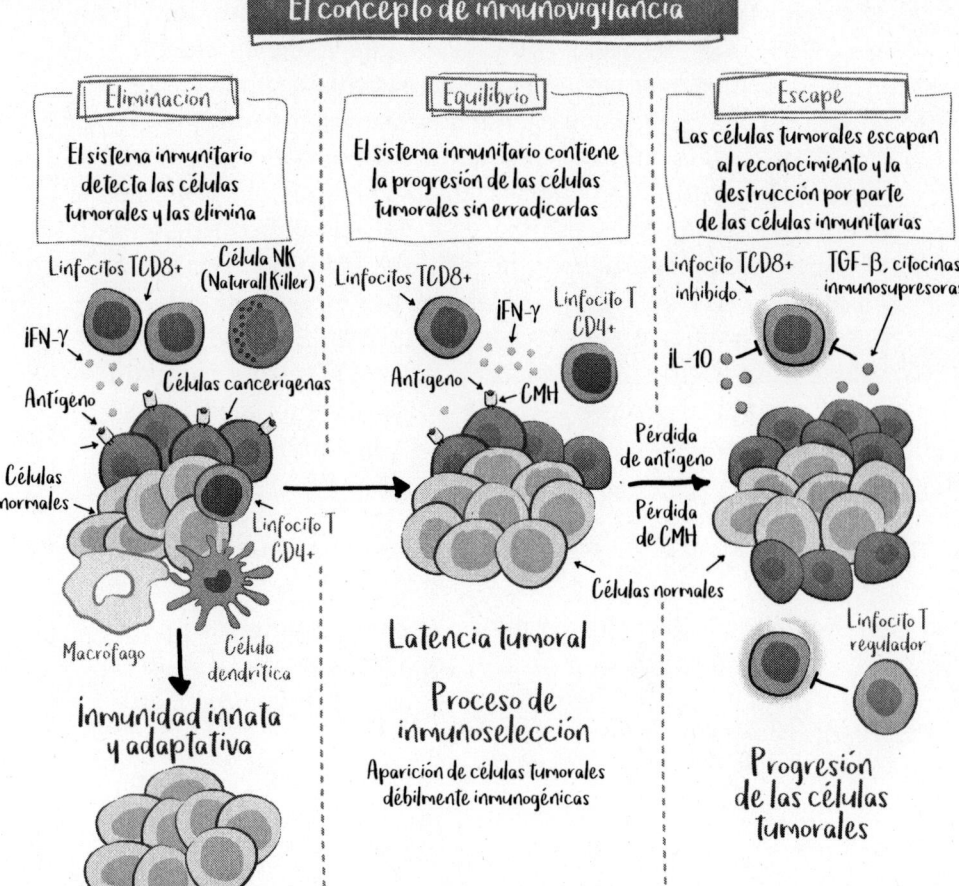

El concepto de inmunovigilancia

Eliminación

El sistema inmunitario detecta las células tumorales y las elimina

Linfocitos TCD8+ — Célula NK (Naturall Killer)

iFN-γ

Antígeno

Células cancerígenas

Células normales

Linfocito T CD4+

Macrófago — Célula dendrítica

Inmunidad innata y adaptativa

Eliminación de las células tumorales

Equilibrio

El sistema inmunitario contiene la progresión de las células tumorales sin erradicarlas

Linfocitos TCD8+

iFN-γ — Linfocito T CD4+

Antígeno — CMH

Latencia tumoral

Proceso de inmunoselección

Aparición de células tumorales débilmente inmunogénicas

Escape

Las células tumorales escapan al reconocimiento y la destrucción por parte de las células inmunitarias

Linfocito TCD8+ inhibido — TGF-β, citocinas inmunosupresoras

iL-10

Pérdida de antígeno

Pérdida de CMH

Células normales

Linfocito T regulador

Progresión de las células tumorales

Schreiber R., Old L. J. y Smyth M. J., «Cancer immunoediting: integrating immunity's roles in cancer suppression and promotion», *Science*, 2011, 331 (6024), 1565-1570, http://doi.org/10.1126/science.1203486

PRINCIPALES EFECTORES DE LA INMUNIDAD ANTITUMORAL

Como ya se ha mencionado, el sistema inmunitario se divide en dos: el sistema inmunitario innato y el sistema inmunitario adap-

tativo. Las células del sistema inmunitario innato son esencialmente las células fagocíticas (macrófagos), los neutrófilos y las
células NK (*natural killers*). Todas ellas vigilan constantemente el
organismo y se encargan de la defensa inmediata contra los agresores. Las células del sistema inmunitario adaptativo son los linfocitos B (inmunidad humoral mediante la producción de anticuerpos) y los linfocitos T (inmunidad celular). La respuesta inmunitaria
adaptativa tarda más en establecerse, pero permite un mejor reconocimiento del patógeno y la generación de una memoria inmunitaria. Estos dos sistemas trabajan juntos y son interdependientes: la activación del sistema inmunitario innato produce
señales de peligro que estimulan y dirigen las respuestas inmunitarias adaptativas, que a su vez refuerzan las señales mencionadas para estimular y aumentar las respuestas inmunitarias innatas.

LINFOCITOS T

Los linfocitos T identifican específicamente los antígenos tumorales gracias a su receptor (el TCR), que reconoce el péptido tumoral presentado en el complejo mayor de histocompatibilidad
(CMH).

LINFOCITOS T AUXILIARES (CD4)

A veces pueden tener la misma actividad citotóxica directa que
los CD8, pero su papel es más a menudo indirecto, orquestando la
respuesta inmunitaria (polarización) mediante la secreción de citocinas.

CÉLULAS NK

A diferencia de los linfocitos T, las células NK no tienen receptores
específicos de antígeno. En su lugar, portan receptores invarian-
tes pertenecientes a la familia KIR (*killer immunoglobulin-like receptor*), cuya interacción con moléculas CMH de clase I transmite
una señal inhibidora a las células NK.

▦ ANTICUERPOS

Aunque el papel antitumoral de la respuesta humoral mediada por los linfocitos B no está claramente dilucidado, los linfocitos se infiltran a menudo en los tumores. Pueden desempeñar un papel en la producción de anticuerpos antitumorales que favorecen la lisis de las células tumorales por las células NK o la fagocitosis por parte de los macrófagos (véase ADCC y ADCP en la página 43).

ANTÍGENOS TUMORALES

Para eliminar la célula tumoral, el sistema inmunitario adaptativo debe ser capaz de reconocerla específicamente mediante los antígenos tumorales, de los cuales existen dos tipos principales.

▦ ANTÍGENOS ASOCIADOS A TUMORES (TAA, *TUMOR ASSOCIATED ANTIGENS*)

Están presentes en mayor medida en las células tumorales que en las células sanas.

Estos antígenos proceden de proteínas celulares sanas que el tumor sobreexpresa o expresa de forma aberrante. Los antígenos de diferenciación tisular, que se expresan débilmente en los tejidos sanos de los que proceden las células tumorales, se encuentran fuertemente expresados por el tumor. Por ejemplo, el PSA (*prostate specifique antigen*), expresado habitualmente por las células sanas de la próstata, se convierte en altamente expresado por las células del cáncer de próstata.

▦ ANTÍGENOS TUMORALES ESPECÍFICOS (TSA, *TUMOR SPECIFIC ANTIGENS*)

Solo están presentes en las células tumorales; no así en las células sanas. Se distingue entre:

– Los antígenos del grupo *cancer testis* (MAGE, NY-ESO-1, etc.), que expresan específicamente las células tumorales, pero también de forma única las células germinales (durante la formación de los espermatozoides). Como las células germinales no tienen moléculas CMH de clase I, es poco probable que activen linfocitos T citotóxicos.

- Antígenos derivados de agentes infecciosos patógenos: en el caso de los cánceres inducidos por virus (conocidos como «virus oncogénicos», como el virus del herpes, el VPH o el VHB de la hepatitis B) o bacterias (*Helicobacter pylori* en el caso del cáncer de estómago), la célula cancerosa también puede expresar antígenos infecciosos.
- Los neoantígenos son antígenos exclusivos del tumor. Se derivan de mutaciones en los genes de la célula tumoral que no se encuentran en las células sanas.

Los antígenos tumorales específicos son especialmente interesantes porque no se encuentran en las células sanas del organismo. Al ser distintos de los propios, el sistema inmunitario los reconoce más fácilmente y es más probable que generen una respuesta inmunitaria sin desencadenar autoinmunidad.

EL CICLO INMUNITARIO CONTRA EL CÁNCER

La generación de una respuesta inmunitaria antitumoral sigue un proceso conocido como *ciclo inmunitario contra el cáncer*. Comprende varias etapas:

(1-2) Liberación de antígenos tumorales y presentación por las células dendríticas

El ciclo inmunitario contra el cáncer se desencadena con la liberación de antígenos tumorales procedentes de células cancerosas moribundas (1), que son captados por células presentadoras de antígenos (CPA), como las células dendríticas. Tras la captación de estos antígenos, las células dendríticas migran a los ganglios linfáticos de drenaje para presentar fragmentos (péptidos tumorales) dispuestos en una molécula del complejo mayor de histocompatibilidad de clase I (CMH-I) a los linfocitos T inexpertos (2).

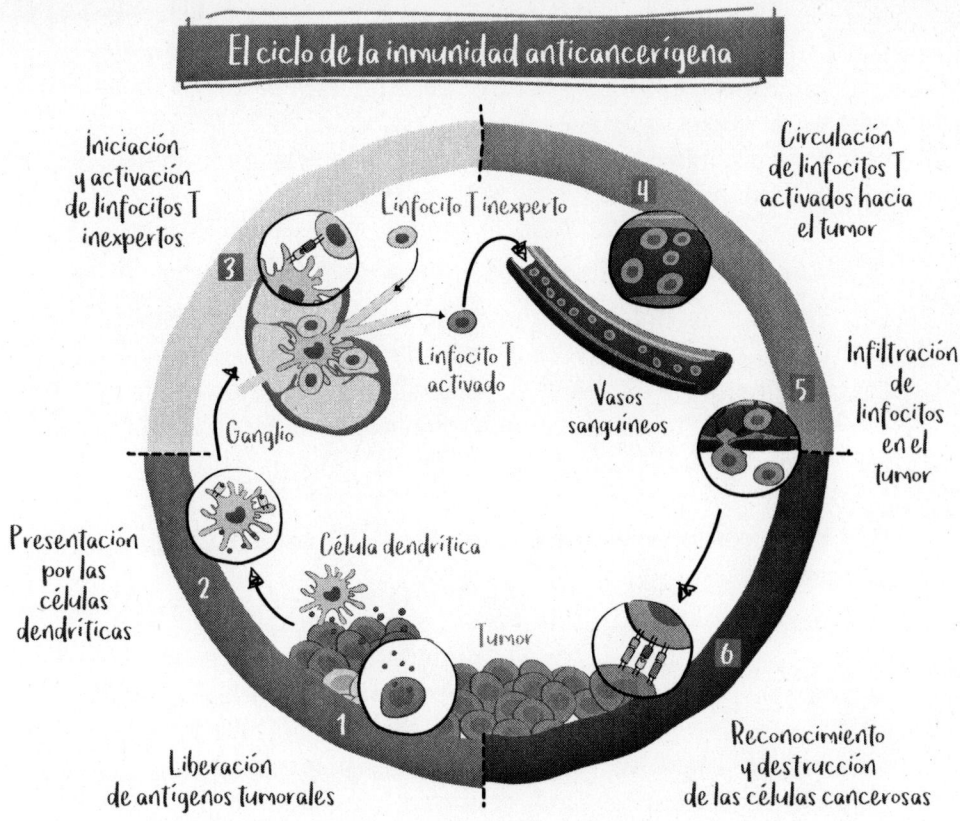

De Chen D. S., Mellman I., «Oncology meets immunology: the cancer-immunity cycle», *Immunity*, 2013, 39 (1), 1-10

(3) Iniciación y activación de linfocitos T inexpertos (*priming*)

La iniciación y activación del linfocito T inexperto (también llamado *priming*) se consigue mediante el reconocimiento del péptido tumoral para el que el TCR del linfocito es específico. Esta interacción entre el complejo TCR-CMH y el péptido es la primera señal activadora que recibe el linfocito inexperto. Sin embargo, aunque esta señal es necesaria, no es suficiente para activar formalmente al linfocito T, que debe integrar a continuación un conjunto de señales activadoras e inhibidoras procedentes de moléculas coestimuladoras, también conocidas como *puntos de control inmunitario*. Estos puntos de control inmunitario son un conjunto de receptores coestimuladores o coinhibidores situados en la superficie del linfocito que modulan su activación en función de la presencia de sus respectivos ligandos en la célula presentadora de antígeno. Estos puntos de control desempeñan un papel clave para evitar que el sistema inmunitario reaccione de forma exagerada contra sí mismo y para limitar la duración y la intensidad de la respuesta inmunitaria (véase la página 49).

(4-5) Circulación e infiltración de linfocitos T en tumores

La activación del linfocito T inexperto en el ganglio linfático de drenaje conduce a la expansión clonal de los linfocitos T específicos del tumor y a la expresión de moléculas de adhesión celular y de receptores de quimiocinas, que son necesarios para su desplazamiento al lugar del tumor.

(6) Reconocimiento y destrucción de células cancerosas por los linfocitos T

Una vez que los linfocitos están presentes en el lugar del tumor, reconocen específicamente las células tumorales que tienen antígenos tumorales asociados a una molécula CMH en su superficie. También en este caso, la activación de los linfocitos T es el resultado de un equilibrio de señales activadoras e inhibidoras, vinculadas en particular a los receptores de puntos de control inmunitario. La lisis de la célula tumoral por el linfocito T citotóxico conduce a la liberación de antígenos tumorales adicionales, reiniciando así el ciclo inmunitario contra el cáncer para intensificar la respuesta antitumoral.

CUANDO LAS CÉLULAS CANCEROSAS ESCAPAN AL CONTROL DEL SISTEMA INMUNITARIO

Mientras que el sistema inmunitario es plenamente competente para reconocer (con los antígenos tumorales) y eliminar (mediante los linfocitos T citotóxicos CD8+) las células tumorales, algunas células cancerosas son capaces de escapar a su control.

De hecho, intervienen varios mecanismos: el propio tumor es capaz de reducir su visibilidad para el sistema inmunitario (inmunogenicidad) modificando sus propias características y atrayendo a su entorno células inmunosupresoras (que inhiben la actividad del sistema inmunitario).

DEFECTOS EN LOS LINFOCITOS ANTITUMORALES

Dado que las células tumorales son principalmente células sanas (propias) que han degenerado progresivamente en células cancerosas, los antígenos tumorales suelen ser antígenos propios o antígenos próximos a los propios. Como el organismo intenta limitar el desarrollo de enfermedades autoinmunes, la mayoría de los linfocitos potencialmente autorreactivos que reconocen estos antígenos del propio organismo son suprimidos en cuanto se diferencian en el timo (véase la página 47). Por ello, los linfocitos antitumorales suelen ser poco numerosos y su receptor de antígenos (TCR) es de baja afinidad.

DISMINUCIÓN DE LA INMUNOGENICIDAD TUMORAL

La célula tumoral puede desplegar varias estrategias para evitar ser reconocida por el sistema inmunitario:

- Puede impedir la presentación del antígeno tumoral, bien reduciendo la expresión del antígeno tumoral en cuestión, bien debilitando la expresión del CMH.
- Puede producir y liberar moléculas inmunosupresoras que inhiben la activación y proliferación de las células inmunitarias efectoras.
- Puede aumentar la expresión de moléculas de muerte celular para provocar la muerte de linfocitos T o células NK.
- Por último, puede expresar ligandos que coinhiben los puntos de control inmunitario para impedir la activación del linfocito T citotóxico CD8+.

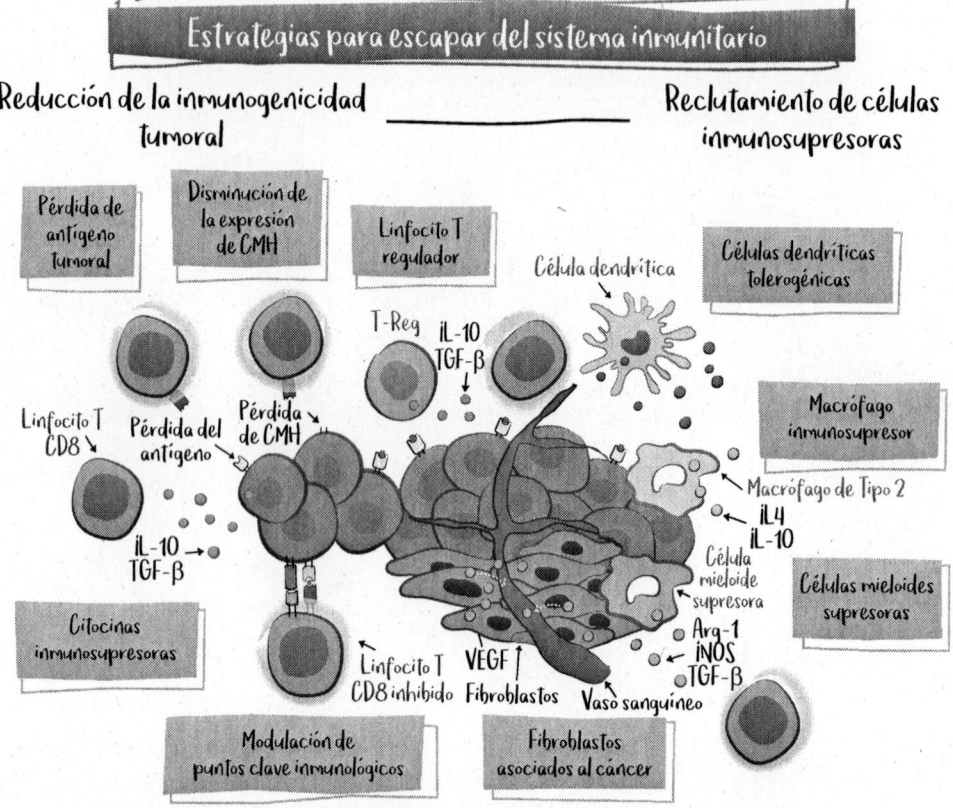

RECLUTAMIENTO DE CÉLULAS INMUNOSUPRESORAS EN EL MICROENTORNO TUMORAL

La célula tumoral es capaz de reclutar un conjunto de células inmunosupresoras de su microentorno para facilitar la propagación del tumor.

- Los linfocitos T reguladores (Treg) producen citocinas inmunosupresoras para inhibir los linfocitos T.
- Las células dendríticas tolerogénicas reducen la expresión de los puntos de control inmunitario activadores (CD80, CD86) o liberan moléculas inmunosupresoras como la IDO para impedir la activación eficaz de los linfocitos T antitumorales.

- Los macrófagos de tipo II (M2) promueven un entorno inmuno-supresor.
- Por último, las células mieloides supresoras (MDSC) liberan sustancias que contribuyen a suprimir las respuestas T y a reclutar linfocitos T reguladores.

Fibroblastos asociados al cáncer

Los fibroblastos son las células de soporte del tejido (denominado *estroma*). En el cáncer, estas células pueden segregar factores protumorales, como factores de crecimiento epitelial (EGF) o factores de crecimiento vascular (VEGF). También tienen la capacidad de atraer células inmunosupresoras mediante la liberación de quimiocinas. Además, su producción de fibrinógeno o colágeno (moléculas de la matriz extracelular que forman el armazón de los tejidos) les permite dificultar el acceso de los linfocitos al tumor creando una barrera física.

INMUNOTERAPIAS CONTRA EL CÁNCER

TRATAMIENTOS PARA RESTABLECER LA INMUNOVIGILANCIA

Cuando se desarrolla un cáncer, el sistema inmunitario es incapaz de reconocer o eliminar las células cancerosas. Por ello, las inmunoterapias contra el cáncer tratan de restablecer una inmunidad antitumoral eficaz atacando los mecanismos de escape desarrollados por las células cancerosas: su objetivo es reforzar la inmunogenicidad del tumor y combatir el entorno que reduce la inmunidad.

Las nuevas inmunoterapias contra el cáncer forman parte de una estrategia para inducir y/o consolidar la respuesta inmunitaria contra el cáncer. Tienen varios objetivos:

- Inducir una respuesta inmunitaria antitumoral
1. Liberación de antígenos tumorales mediante tratamientos convencionales contra el cáncer: quimioterapia, radioterapia, cirugía.
2. Refuerzo de las señales de peligro dentro del tumor para mejorar la activación y la presentación de antígenos por parte de las células dendríticas.
3. Estimulación de linfocitos inexpertos con antígenos tumorales específicos: utilización de vacunas basadas en antígenos tumorales.
4. Aumento de la activación de linfocitos inexpertos por parte de las células dendríticas.

- Consolidar la respuesta inmunitaria antitumoral
5. Favorecer la migración tumoral y la infiltración por los linfocitos: con reguladores de la vascularización tumoral (agentes antiangiogénicos), anticuerpos biespecíficos (véase la página 122) que se dirigen simultáneamente a la célula tumoral y acercan las células inmunitarias, o inyecciones intratumorales de sustancias inflamatorias (agonistas TLR).
6. Reducir la inmunosupresión y reforzar la activación de los linfocitos citotóxicos presentes en el tumor: focalizándose en los puntos de control inmunitario implicados (inhibidores PD1/PD-L1), dirigirse a las células inmunosupresoras (depleción de linfocitos T reguladores, macrófagos inmunosupresores) para superar la anergia linfocitaria inducida por el tumor.

▓ VENTAJAS DE LA INMUNOTERAPIA SOBRE OTROS TRATAMIENTOS

La inmunoterapia ofrece una serie de ventajas frente a los tratamientos convencionales contra el cáncer:

- Actúa en cualquier parte del cuerpo, mientras que la mayoría de los tratamientos generales contra el cáncer (quimioterapia, terapias dirigidas) suelen tener dificultades para actuar en el cerebro y, por tanto, en las metástasis cerebrales, que suelen ser las responsables de la muerte.
- Ataca varias anomalías cancerosas al mismo tiempo: el sistema inmunitario es capaz de atacar específicamente varios antígenos tumorales diferentes resultantes de la acumulación de mutaciones cancerosas, lo que permite combatir el tumor en varios frentes («respuesta linfocitaria policlonal»: cada clon o grupo de linfocitos es específico de un antígeno; véase la página 70). Por el contrario, las terapias dirigidas solo atacan una anomalía de la célula cancerosa, por lo que la acumulación de nuevas mutaciones facilita la aparición de resistencias al tratamiento.
- Es capaz de generar una memoria inmunitaria: esta es probablemente la mayor ventaja de la inmunoterapia, que lo consigue gracias a los linfocitos, que pueden mantener el control del tumor a lo largo del tiempo, incluso cuando se interrumpe la inmunoterapia.

EL DESARROLLO DE INMUNOTERAPIAS EN ONCOLOGÍA

El primer uso registrado de tratamientos inmunoestimulantes se remonta a 1891. En aquella época, un cirujano neoyorquino, el doctor William Coley, observó que la inyección de toxinas bacterianas en los tumores podía provocar una regresión duradera. Esta «toxina Coley» se utilizó para inducir remisiones en varios tipos de cáncer, como el sarcoma, el linfoma y el cáncer testicular. Por desgracia, este tratamiento no era inocuo, ya que exponía a los pacientes al riesgo de sufrir una infección bacteriana grave. Esta toxicidad potencial dificultó la difusión y generalización del tratamiento.

Sin embargo, cabe destacar que el primer uso de tratamientos inmunomoduladores contra el cáncer coincide con el desarrollo de los tratamientos oncológicos actuales, ya fuera a partir de la primera quimioterapia (derivada del arsénico y sintetizada por Paul Ehrlich en 1907 en Alemania), de la primera mastectomía moderna (realizada por William Halsted en 1882 en Estados Unidos) o del descubrimiento del radio (por Marie y Pierre Curie en 1898 en Francia).

La estrategia de utilizar productos bacterianos para tratar el cáncer resurgió en 1976 con un ensayo clínico que evaluaba el uso de la vacuna antituberculosa (BCG, bacilo de Calmette y Guérin) para prevenir la reaparición del cáncer de vejiga. La terapia BCG se sigue utilizando hoy en día para la misma finalidad.

Tras el descubrimiento en 1976 de la citocina IL-2, un factor de crecimiento tumoral, y su utilización para cultivar linfocitos, en la década de 1980 se realizaron los primeros estudios sobre el cáncer con la inyección de altas dosis de IL-2 en pacientes con cáncer metastásico. Este tratamiento lo aprobaron posteriormente las autoridades sanitarias en la década de 1990 para el tratamiento del cáncer de riñón metastásico y, posteriormente, del melanoma metastásico.

▓ VACUNA CONTRA EL CÁNCER: UNA GRAN DECEPCIÓN

A finales de la década de 1970 se empezó a utilizar fragmentos del tumor de un paciente para desarrollar su propia vacuna, pero fue con la caracterización de los primeros antígenos tumorales dos décadas más tarde cuando nació la esperanza de desarrollar una vacuna contra el cáncer.

La promesa de una vacuna contra el cáncer ha sido noticia durante mucho tiempo, pero su desarrollo se ha topado, por desgracia, con numerosos fracasos. A pesar de las grandes expectativas, el éxito de las vacunas terapéuticas contra el cáncer ha sido durante mucho tiempo anecdótico, con solo unos pocos casos de pacientes que hayan respondido. Los grandes ensayos clínicos para probar la validez de este tipo de estrategia han sido en general decepcionantes y se han visto frenados por la complejidad del propio sistema inmunitario. Hasta 2010, las autoridades sanitarias no aprobaron la primera vacuna terapéutica (sipuleucel-T) contra el cáncer de próstata. Sin embargo, aún estamos muy lejos de conseguirlo para otras afecciones. De hecho, esta vacuna es compleja de producir (porque requiere la extracción de células dendríticas de cada paciente) y mejora la supervivencia en unos pocos meses, sin proporcionar una cura definitiva.

A pesar de la decepción que supone no disponer hasta la fecha de una verdadera vacuna terapéutica, a menudo olvidamos que desde la década de 1980 existen vacunas preventivas muy eficaces contra el cáncer, en concreto, contra las infecciones víricas que provocan cáncer (virus oncogénicos). En 1982, la vacuna contra la hepatitis B se convirtió en la primera que protegía contra el cáncer de hígado (hepatocarcinoma). Más recientemente, desde 2006, la vacuna contra el papilomavirus protege contra el 70 % de los casos de cáncer de cuello de útero.

ANTICUERPOS TERAPÉUTICOS PARA FÁRMACOS DIRIGIDOS

En la década de 1970, con un mejor conocimiento del sistema inmunitario, los investigadores consiguieron aplicar la ingeniería del sistema inmunitario (la especificidad antigénica de los anticuerpos) para producir fármacos dirigidos contra las anomalías del cáncer: los anticuerpos monoclonales (también conocidos como *anticuerpos terapéuticos*). El primer fármaco de este tipo contra el cáncer se aprobó en 1997 para tratar el linfoma. Este medicamento, «rituximab», se sigue utilizando ampliamente en la actualidad. Hay que reconocer, con todo, que el término «inmunoterapia» para los primeros anticuerpos monoclonales puede parecer un poco simplista, ya que el objetivo principal de estas terapias es atacar específicamente el cáncer, sin buscar un efecto inmunomodulador. Estas inmunoterapias «pasivas» forman parte de las terapias dirigidas contra el cáncer y se utilizan cada vez más en oncología.

AVANCES SIGNIFICATIVOS DESDE 2010

Desde 2010, las nuevas inmunoterapias dirigidas contra los inhibidores de puntos de control del sistema inmunitario (anti-CTLA-4 y, luego, anti-PD1) han ofrecido resultados espectaculares. Por primera vez, las inmunoterapias están mostrando una mejora de la supervivencia mucho mayor que la observada anteriormente con los tratamientos estándar en un gran número de pacientes de cáncer en estado avanzado.

Antes condenados por su enfermedad metastásica, algunos pacientes están viendo desaparecer su cáncer gracias a estos nuevos tratamientos. Con las nuevas inmunoterapias asistimos a un cambio de objetivo: en lugar de utilizar anticuerpos monoclonales para atacar la célula tumoral, ahora nos dirigimos a su interacción con el sistema inmunitario. De hecho, estas inmunoterapias *anticheckpoints* buscan modular específicamente un mecanismo clave en la inmunosupresión de los tumores: la expresión en la superficie de la célula cancerosa de proteínas que inhiben la activación de los linfocitos.

Esta revolución terapéutica en el ámbito del cáncer está impulsando actualmente la investigación y el desarrollo de todas las inmunoterapias contra el cáncer. De hecho, en 2018, más de mil ensayos clínicos evalúan inmunoterapias en todo el mundo (www.clinicaltrials.gov, en inglés).

ANTICUERPOS INHIBIDORES DE LOS PUNTOS DE CONTROL (*ANTICHECKPOINTS*) INMUNITARIOS

Las inmunoterapias inhibidoras de los puntos de control (*checkpoints*) implican a anticuerpos monoclonales que se dirigen contra los puntos de control del sistema inmunitario.

Actualmente, las que se utilizan en oncología se dirigen a receptores inhibidores presentes en la superficie de los linfocitos (CTLA-4, PD1) o de sus ligandos (PD-L1, ligando de PD1).

▓ MECANISMO DE ACCIÓN

Los puntos de control son esenciales en el proceso de activación de las células inmunitarias (véase la página 49).

Son receptores que modulan la activación de las células inmunitarias para limitar la duración y la intensidad de la respuesta inmunitaria. En la superficie de una misma célula hay receptores coactivadores (que aumentan la activación) y receptores coinhibidores (que disminuyen la activación).

Es el complejo equilibrio entre señales activadoras e inhibidoras lo que determina que una célula inmunitaria se active o no. Por ejemplo, cuando un linfocito T reconoce su antígeno específico gracias a su receptor de antígeno (TCR), solo puede activarse si las distintas señales que envían sus puntos de control son favorables a la activación.

Este fenómeno es fisiológicamente muy importante en la vida cotidiana. Actúa para prevenir el riesgo de autoinmunidad (receptores inhibidores), pero también, por ejemplo, para reforzar la activación del sistema inmunitario en caso de infección (receptores activadores). También ayuda a evitar que el sistema inmunitario reaccione de forma exagerada: cuando se produce una respuesta inmunitaria, las señales inflamatorias liberadas en el microentorno promueven la expresión de ligandos de receptores inhibidores por parte de las células cercanas para evitar que la respuesta inmunitaria se descontrole.

Es importante recordar que las células cancerosas son capaces de revertir el sistema de inhibición de los puntos de control en su propio beneficio. Pueden sobreexpresar ligandos receptores inhibidores en su superficie para escapar al sistema inmunitario gracias a dos mecanismos reguladores:

- Resistencia primaria: como consecuencia de sus mutaciones, la célula tumoral empieza a expresar de forma natural ligandos inhibidores.
- Resistencia secundaria: se produce en respuesta al ataque del sistema inmunitario. Cuando el tumor es atacado, la liberación de citocinas inflamatorias (IFN-γ) por parte de las células inmunitarias del microentorno favorece la expresión de ligandos inhibidores en la superficie de las células tumorales.

De hecho, fue el descubrimiento de los mecanismos de puntos de control, en particular por la labor del francés Pierre Golstein (en su estudio de la proteína CTLA-4), lo que valió el Nobel de Medicina en 2018 al japonés Tasuku Honjo (PD1) y al estadounidense James Allison (CTLA4).

▓ DOS INHIBIDORES DE LOS PUNTOS DE CONTROL (*ANTICHECKPOINTS*) ESENCIALES

Actualmente, los *anticheckpoints* en oncología se dirigen a receptores inhibidores:

- CTLA-4 (*cytotoxic T lymphocyte-associated antigen-4*).
- PD1 (*programmed cell death protein 1*) y su ligando PD-L1.

CTLA-4

La primera generación de los inhibidores de los puntos de control se dirige contra CTLA-4. Esta proteína se expresa en los linfocitos T citotóxicos CD8+, pero también en los linfocitos T auxiliares CD4+ y en los linfocitos T reguladores (Treg). Desempeña una función temprana en la activación de los linfocitos T durante la presentación del antígeno tumoral por parte de la célula dendrítica al linfocito T inexperto, inhibiendo la activación del linfocito en un linfocito T efector. Es un modulador temprano de la activación linfocitaria: cuanto más fuerte es la estimulación a través del TCR, mayor es la cantidad de CTLA-4 producida.

PD1/PD-L1

La segunda generación de estos inhibidores tiene como objetivo el receptor coinhibidor PD1 o uno de sus receptores PD-L1. La vía de la *programmed cell death protein 1* (PD1) es otra forma de control de retroalimentación negativa que tiene la particularidad de actuar más tarde en el proceso de activación de los linfocitos, en los tejidos periféricos y el microentorno tumoral. Mientras que CTLA-4 regula la activación temprana de los linfocitos T inexpertos en el ganglio linfático, el receptor PD1 actúa sobre la activación de los linfocitos T durante su fase efectora en contacto con el tumor. El análisis de los tumores muestra también que estos utilizan a menudo la vía PD1/PD-L1 para evadir el sistema inmunitario: las células tumorales expresan a menudo el ligando PD-L1 en su superficie.

El uso de anticuerpos dirigidos contra los correceptores inhibidores (anti-CTLA-4, anti-PD1) o sus receptores (anti-PD-L1) permite bloquear el funcionamiento de estos receptores e impedir así que inhiban la respuesta inmunitaria. Al suprimir estos *frenos* del sistema inmunitario, reactivamos una respuesta inmunitaria antitumoral previamente latente.

Los *anticheckpoints* que se utilizan actualmente en oncología se dirigen a los inhibidores de puntos de control CTLA-4 y PD1. Sin embargo, existen muchos otros *checkpoints* que controlan la activación de los linfocitos. Por ello, la investigación clínica está evaluando actualmente tratamientos que bloqueen otros inhibidores de puntos de control (LAG-3) o, por el contrario, estimulen receptores activadores (OX40, GITR).

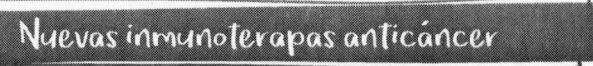

Nuevas inmunoterapas anticáncer

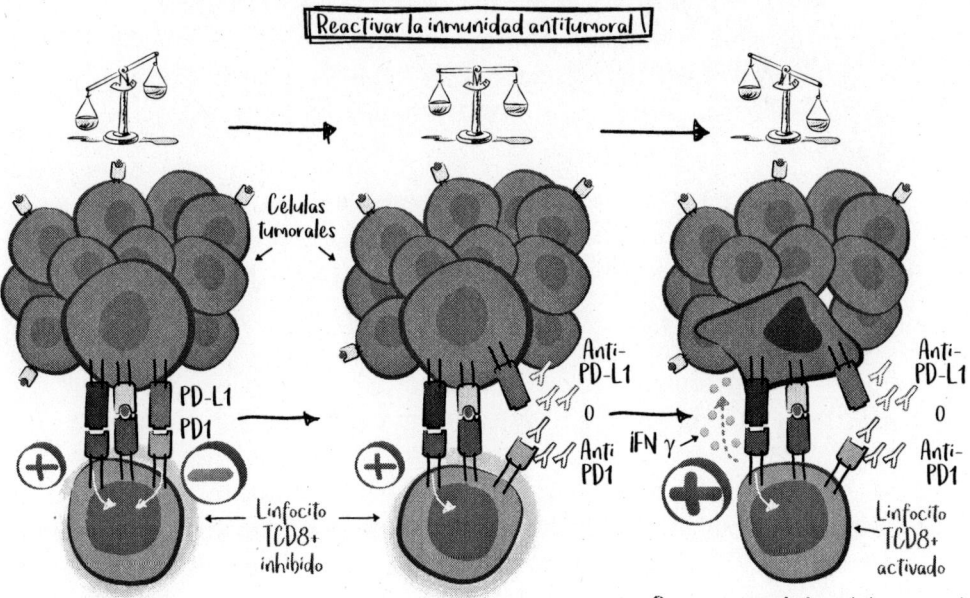

Las inmunoterapias anti-PD1 y anti-PD-L1

Reactivar la inmunidad antitumoral

Células tumorales

Anti-PD-L1
o
Anti-PD1

Anti-PD-L1
o
Anti-PD1

iFN γ

PD-L1
PD1

Linfocito TCD8+ inhibido

Linfocito TCD8+ activado

Escape del tumor
El tumor inhibe los linfocitos gracias a la expresión de PD-L1

Bloqueo de la retroalimentación
inhibidora mediante inmunoterapia anti-PD1 o anti-PD-L1

Destrucción de la célula tumoral
Gracias a la activación de los linfocitos mediante el levantamiento de la retroalimentación

▓ PARTICULARIDADES DE LOS *ANTICHECKPOINTS*

Las inmunoterapias dirigidas mediante la vía PD1/PD-L1 han mostrado una efectividad muy amplia en comparación con los tratamientos convencionales contra el cáncer. Hasta ahora, la quimioterapia solo funcionaba en unos pocos tipos de tumores. Con los anti-PD1/PD-L1, se ha observado que determinados grupos de pacientes responden bien al tratamiento en una gama muy amplia de tipos tumorales: melanoma, cáncer de pulmón, cáncer de riñón, cáncer de vejiga, linfoma, etc. Estos hallazgos sugieren que, para la inmunoterapia, no debemos pensar en términos del tipo de órgano asociado al cáncer, sino en términos del mecanismo que utiliza la célula cancerosa para inhibir el sistema inmunitario.

Los tumores que mejor responden a estas inmunoterapias son el melanoma y el linfoma de Hodgkin (40 % y 60 % de eficacia, respectivamente). Por desgracia, en otros tipos de cáncer la tasa de éxito es menor.

Esto no disminuye en absoluto el valor de los anti-PD1/PD-L1, porque el valor de este tipo de inmunoterapia reside igualmente en la durabilidad de las respuestas. De hecho, aunque no todos los pacientes se beneficien de estos tratamientos, los que sí lo hacen suelen obtener una respuesta prolongada.

Algunos pacientes con melanoma metastásico que han respondido a la inmunoterapia llevan ya más de cinco años de tratamiento, por lo que los dermatólogos empiezan a hablar de «enfermedad crónica», o incluso de «curación». Y, lo que es aún más interesante, determinados pacientes que tuvieron que interrumpir la inmunoterapia debido a los efectos secundarios siguen mostrando una respuesta terapéutica que persiste incluso después de haber dejado el tratamiento. Este fenómeno, que no se observa con las terapias dirigidas (en las que el escape terapéutico es inevitable), ilustra perfectamente el efecto de memoria inducido por estas inmunoterapias, así como la posible capacidad de adaptación del sistema inmunitario a la aparición de nuevos clones tumorales.

■ UN MECANISMO DE TOXICIDAD DIFERENTE AL DE LOS FÁRMACOS CONVENCIONALES CONTRA EL CÁNCER

Dado que los puntos de control desempeñan un papel clave en el control de la intensidad y la duración de una respuesta inmunitaria, su inhibición expone a los pacientes a efectos secundarios inflamatorios o autoinmunes distintos de los observados con los fármacos habituales (como la quimioterapia o las terapias dirigidas). A pesar de ello, en general estas nuevas inmunoterapias se toleran muy bien, con menos de un 5 % de efectos secundarios graves en el caso de los anti-PD1.

Varios estudios clínicos han demostrado que los fármacos anti-PD1 se toleran mejor que la quimioterapia. La mayoría de las veces, los efectos secundarios pueden incluir fatiga, erupciones cutáneas, diarrea leve o alteraciones de la función tiroidea. Ocasionalmente (<5 %), los pacientes pueden desarrollar patologías inflamatorias más graves, como neumonitis inflamatoria, colitis o hepatitis.

■ PERFILES DE RESPUESTA ATÍPICOS

Cuando un paciente responde al tratamiento con quimioterapia o terapia dirigida, se observa una reducción del tamaño del tumor. En el caso de las inmunoterapias *anticheckpoints*, esto también ocurre la mayoría de las veces, pero en ocasiones se observan perfiles de respuesta atípicos. Por ejemplo, la afluencia de linfocitos al tumor puede hacer que inicialmente la masa tumoral aumente de tamaño, antes de reducirse y responder al tratamiento. Este fenómeno se conoce como *pseudoprogresión* y se produce en alrededor del 5-10 % de los pacientes con melanoma. Ocurre igualmente, aunque con menos frecuencia, en otros tipos de tumores.

También se han descrito fenómenos de progresión que aún no se comprenden bien, como la respuesta disociada o la hiperprogresión. En el primer caso, los diferentes tumores de un mismo paciente no responden igual: algunos se reducen, mientras que otros aumentan de tamaño. En el segundo, parece que el tumor acelera su desarrollo bajo inmunoterapia. Estos fenómenos de progresión atípica siguen siendo poco conocidos y, por tanto, requieren más investigación.

Anticheckpoints actuales (monoterapia)

Objetivo	Molécula utilizada	Indicación	Método de administración
CTLA-4	ipilimumab	Melanoma	Intravenoso, 1 perfusión cada 3 semanas, 4 inyecciones en total
PD1	nivolumab	Melanoma Cáncer de pulmón Cáncer de riñón Linfoma de Hodgkin Cáncer de garganta Cáncer de vejiga	Intravenoso, 1 perfusión cada 2 semanas o 1 cada 4 semanas
	pembrolizumab	Melanoma Cáncer de pulmón Linfoma de Hodgkin Cáncer de vejiga Cáncer de garganta	Intravenoso, 1 perfusión cada 3 semanas o 1 cada 6 semanas
PD-L1	atezolizumab	Cáncer de vejiga Cáncer de pulmón	Intravenoso, 1 perfusión cada 3 semanas
	avelumab	Tumor de Merkel	Intravenoso, 1 perfusión cada 2 semanas
	durvalumab	Cáncer de pulmón	Intravenoso, 1 perfusión cada 2 semanas

Autorizaciones de la Agencia Europea de Medicamentos revisadas a abril de 2019 (www.ema.europa.eu)

ANTICUERPOS MONOCLONALES DIRIGIDOS AL TUMOR

En el ámbito terapéutico, antes de intentar hacer que el sistema inmunitario se focalizara en las células inmunitarias, los anticuerpos monoclonales se utilizaron por primera vez como terapia dirigida, de manera específica contra el cáncer. Este método puede considerarse una «inmunoterapia pasiva», ya que proporciona anticuerpos que se dirigen contra las células cancerosas.

▓ MODO DE ACCIÓN

Los anticuerpos monoclonales son herramientas moleculares formidables capaces de actuar específicamente sobre las células tumorales de varias maneras:

- Dirigiéndose a los factores de crecimiento del cáncer que circulan por el organismo y que pueden proporcionar alimento para el desarrollo de células tumorales.
- Inhibiendo los receptores del factor de crecimiento del cáncer presentes en la superficie de las células tumorales, que activan su proliferación. Por ejemplo, los antiEGFR dirigidos contra el receptor del factor de crecimiento epidérmico (EGFR, *epidermal growth factor receptor*) o los anti-HER2 (*human epidermal growth factor receptor-2*).
- Bloqueando la formación de nuevos vasos sanguíneos (neoangiogénesis), necesaria para el desarrollo de los tumores. Por ejemplo, los agentes anti-VEGF dirigidos contra el factor de crecimiento endotelial vascular (VEGF, *vascular endothelial growth factor*).
- Marcando la célula tumoral para activar su destrucción por parte del sistema inmunitario: el anticuerpo se dirige a una proteína específica de la célula tumoral utilizando su parte variable, mientras que su parte constante activa el sistema inmunitario (véase el párrafo siguiente). Este es el caso, por ejemplo, de los anticuerpos anti-CD20 en el linfoma, proceso en el que las células del linfoma expresan fuertemente la molécula CD20.

Modo de acción de los anticuerpos monoclonales en oncología

Acción sobre los factores de crecimiento de las células tumorales o sus receptores

Acción sobre los vasos tumorales

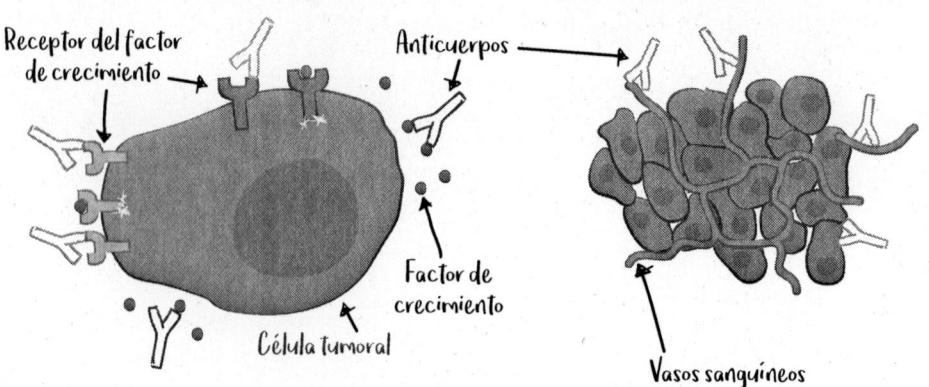

Receptor del factor de crecimiento

Anticuerpos

Factor de crecimiento

Célula tumoral

Vasos sanguíneos

Dirigirse al tumor

para activar su destrucción por parte del sistema inmunológico

Activación de la fagocitosis (ADCP)

Activación del complemento (CDC)

Activación de las células NK (ADCC)

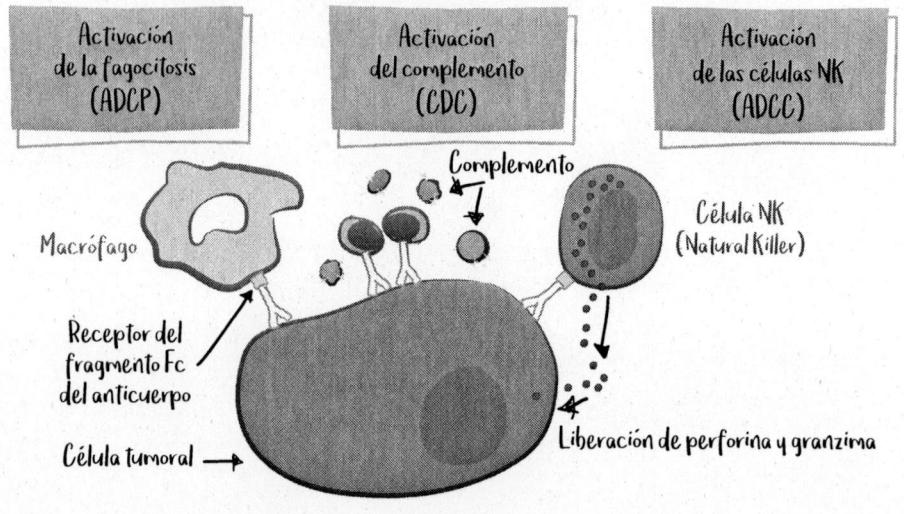

Complemento

Célula NK (Natural Killer)

Macrófago

Receptor del fragmento Fc del anticuerpo

Célula tumoral

Liberación de perforina y granzima

▓ CUANDO LA INMUNOTERAPIA PASIVA SE CONVIERTE EN ACTIVA

Aunque se consideran inmunoterapias pasivas, los anticuerpos monoclonales pueden reclutar elementos del sistema inmunitario, sea cual sea su objetivo. Es gracias a su parte constante (fragmento Fc) que los anticuerpos monoclonales interactúan con el sistema inmunitario (véase la página 41, «¿Cómo elimina el sistema inmunitario a sus agresores?»).

Hay varios mecanismos potencialmente implicados:

- La citotoxicidad celular dependiente de anticuerpos (ADCC, *antibody-dependent cell-mediated cytotoxicity*): activación de las células NK.
- La fagocitosis celular dependiente de anticuerpos (ADCP, *antibody-dependent cellular phagocytosis*): activación de los macrófagos.
- La activación del complemento (CDC, *complement dependent cytotoxicity*): cascada de reacciones basadas en proteínas que estimulan localmente la respuesta inmunitaria y forman poros en la célula cancerosa para destruirla.

Sin embargo, esta interacción varía en función del isotipo del anticuerpo monoclonal utilizado y se observa principalmente con la IgG1 (véase la tabla de la página 45).

▓ EL FUTURO DE LOS ANTICUERPOS MONOCLONALES

Los avances tecnológicos actuales permiten optimizar la eficacia de los anticuerpos monoclonales contra el cáncer añadiéndoles nuevas propiedades.

Anticuerpos conjugados

Son aquellos a los que se añade una sustancia tóxica o inmunoestimulante. Gracias a la especificidad tumoral del anticuerpo, esta sustancia puede concentrarse y actuar únicamente sobre el tumor, limitando así la toxicidad para el organismo.

Así pues, los anticuerpos conjugados con un agente citotóxico (conocidos como ADC, por las siglas en inglés de *antibody-drug conjugate*) representan un verdadero avance en el campo de la citotoxicidad.

El uso de estos anticuerpos se conoce con el nombre de *quimioterapia dirigida* porque permite dirigir la toxicidad de la quimioterapia al tumor gracias a la especificidad del anticuerpo.

Por ejemplo, el trastuzumab emtansina es un anticuerpo monoclonal conjugado utilizado en el cáncer de mama desde 2013. Se trata de un anticuerpo anti-HER2 (factor de crecimiento del cáncer, el *human epidermal growth factor receptor-2*) acoplado a DM-1, un fármaco quimioterapéutico.

También existen anticuerpos conjugados con un radioisótopo (sustancia radiactiva) que pueden liberar radiactividad de forma selectiva en las células tumorales (lo que se conoce como *radioinmunoterapia*). Actualmente, el ibritumomab es un anticuerpo anti-CD20 acoplado al itrio 90 (90Y) y se utiliza en linfomas.

Por último, se están desarrollando anticuerpos conjugados con una citocina (inmunocitocinas). Estas permiten focalizarse en las células tumorales emitiendo señales inflamatorias capaces de dirigir y activar la respuesta inmunitaria.

ANTICUERPOS BIESPECÍFICOS

Estos anticuerpos se producen mediante modificaciones genéticas que les confieren doble especificidad. Esta tecnología se utiliza incluso en oncología para desarrollar anticuerpos biespecíficos que captan linfocitos T (*bi-specific T-cell engager*).

Los anticuerpos biespecíficos reconocen simultáneamente dos objetivos: uno tumoral y otro inmunitario. El objetivo es acercar los efectores inmunitarios a las células tumorales para activar una respuesta inmunitaria antitumoral independiente del reconocimiento del TCR.

Por ejemplo, el blinatumomab es un anticuerpo biespecífico anti-CD19 y anti-CD3 aprobado para la leucemia. La parte anti-CD19 se dirige a las células tumorales leucémicas, mientras que la parte anti-CD3 atrae y activa a los linfocitos T.

El CD3 es un correceptor que activa los linfocitos T. Al unirse al CD3, el anticuerpo estimula el receptor y activa el linfocito T. De este modo, el blinatumomab hará que el linfocito T destruya la célula leucémica, aunque no sea un linfocito antitumoral.

CITOCINAS

Las citocinas son el medio por el que se comunican las células inmunitarias. Pueden utilizarse como tratamiento anticanceroso para estimular la respuesta inmunitaria contra la enfermedad.

Como ya hemos visto, las citocinas actúan sobre un gran número de células inmunitarias diferentes. Su uso en inmunoterapia es, por tanto, un tratamiento activo pero no específico: las citocinas modulan nuestro sistema inmunitario en un intento de hacerlo más eficaz.

Actualmente se utilizan dos citocinas en oncología, bien por inyección intravenosa (IFN-α e IL-2) o por inyección subcutánea (IFN-α).

El interferón-α tiene un efecto estimulante sobre las células NK y los macrófagos. También actúa sobre la propia célula tumoral:

- Aumento de la expresión del CMH de clase I y de antígenos tumorales: facilita el reconocimiento por parte de los linfocitos T citotóxicos CD8+.
- Efecto citotóxico directo: activa los mecanismos de muerte celular en las células tumorales.

Por su parte, la interleucina-2 estimula la proliferación y la activación de los linfocitos T citotóxicos CD8+ y de las células NK: aumenta su poder citotóxico estimulando la producción de perforinas o granzimas y eleva la secreción de citocinas inflamatorias, como el interferón *gamma* (IFN-γ) o el TNF-α. La interleucina-2 también aumenta la permeabilidad de los vasos, lo que favorece la difusión de las células inmunitarias.

▓ TOXICIDAD SIGNIFICATIVA

El interferón-α y la interleucina-2 son, por tanto, potentes activadores de la respuesta inmunitaria. Sin embargo, su uso está limitado debido a su elevada toxicidad.

El interferón-α provoca con frecuencia:

- fatiga, síndrome gripal con fiebre y dolores musculares (80 % de los pacientes);
- trastornos neuropsicológicos con depresión (45 %);
- trastornos digestivos con diarrea (30 %) y náuseas (60 %);
- disminución de plaquetas o glóbulos rojos (10 %);
- trastornos endocrinos con alteración tiroidea (10 %).

Las dosis altas de interleucina-2 deben administrarse en unidades hospitalarias específicas debido al riesgo de hipotensión y disfunción cardiaca. El aumento de la permeabilidad vascular puede provocar hipotensión, derrame pleural y edema pulmonar.

▓ EL FUTURO: INYECCIONES INTRATUMORALES DE CITOCINAS Y OTRAS SUSTANCIAS INFLAMATORIAS

Las citocinas tienen una acción amplia debido a su pleiotropía. Esto es, cuando se administran por inyección subcutánea o intravenosa, su distribución general hace que su acción no pueda dirigirse hacia la zona tumoral, por lo que su toxicidad afecta a todo el organismo.

Una estrategia para limitar su toxicidad y maximizar su acción sobre el tumor consiste en aplicarlas o inyectarlas directamente en el tumor.

Una estrategia interesante es el uso de sustancias inflamatorias como los receptores *toll-like* (agonistas TLR). Estos detectan señales de peligro y activan las células inmunitarias innatas (células dendríticas, macrófagos, células NK). La inyección intratumoral de agonistas activa las células inmunitarias innatas. Esto conduce a la producción de citocinas inflamatorias y a la activación de las células dendríticas, que migran a los ganglios linfáticos para presentar antígenos tumorales a los linfocitos T inexpertos. Todo esto dirige y activa una respuesta inmunitaria adaptativa contra el tumor.

Se están llevando a cabo varios ensayos terapéuticos para evaluar la eficacia y la seguridad de este tipo de tratamiento, a menudo en combinación con la inmunoterapia *anticheckpoints*.

Terapia BCG contra el cáncer de vejiga

La BCG es la vacuna utilizada contra las formas graves de tuberculosis. Se prepara a partir de bacterias (bacilos) atenuadas de la tuberculosis bovina (*Mycobacterium bovis*) y proporciona protección contra la tuberculosis humana (*Mycobacterium tuberculosis*), ya que los dos tipos de bacterias son similares.

Desde 1976, esta vacuna se utiliza inyectada en la vejiga para tratar el cáncer superficial en este órgano, aunque en este caso la vacuna no desempeña el papel de vacuna porque los antígenos presentes en la BCG no son antígenos tumorales. La BCG contiene elementos bacterianos que se reconocen como señales de peligro que activan los macrófagos y las células dendríticas.

VACUNAS CONTRA EL CÁNCER

El objetivo de las vacunas contra el cáncer es educar al sistema inmunitario adaptativo (los linfocitos) para que sea capaz de reconocer específicamente las células cancerosas. La vacuna se utiliza para administrar antígenos tumorales, que luego se presentan a los linfocitos inexpertos para activarlos. Las vacunas son, por tanto, inmunoterapias activas específicas.

Se distingue entre vacunas preventivas —que evitan la aparición del cáncer— y vacunas terapéuticas —que se utilizan para tratar el cáncer una vez que se ha declarado en el organismo—.

■ LAS DIFERENTES FORMAS

Se han desarrollado varias técnicas para administrar y presentar antígenos tumorales al sistema inmunitario.

VACUNAS GENERADAS A PARTIR DE CÉLULAS TUMORALES ENTERAS

Estas vacunas se producen a partir de muestras tumorales tomadas de pacientes, fragmentos del tumor que suelen irradiarse (para matar las células tumorales y liberar sus antígenos) y combinarse con un adyuvante, para luego administrarse al paciente. Así se recuperan e inoculan antígenos de un tumor o de un tipo de tumor aunque no se conozcan los antígenos tumorales utilizados.

Se distingue entre vacunas autólogas y alogénicas. Las primeras se generan a partir del tumor del paciente tratado. Como a menudo es difícil obtener suficientes células tumorales para fabricar este tipo de vacunas, se utilizan vacunas alogénicas, que se generan a partir de mezclas de tumores de diferentes pacientes. Esto permite concentrar un mayor número de antígenos tumorales y ofrecer la vacuna a otros pacientes con el mismo tipo de tumor.

VACUNAS PRODUCIDAS A PARTIR DE PÉPTIDOS/ PROTEÍNAS TUMORALES

Estas vacunas se generan a partir de antígenos tumorales identificados en distintos tipos de cáncer. No es necesario extirpar los tumores de los pacientes, por lo que su producción es más sencilla. Sin embargo, se dirigen a menos antígenos tumorales que las vacunas generadas a partir de células tumorales, pero utilizan antígenos potencialmente más interesantes: antígenos asociados al tumor y antígenos específicos del tumor. Como estos antígenos no suelen ser muy inmunogénicos (se parecen o son proteínas propias), son vacunas que se combinan con un adyuvante.

Vacunas genéticas

Las vacunas genéticas no contienen las proteínas tumorales antigénicas propiamente dichas, sino las secuencias de ADN o ARN que codifican los antígenos tumorales. Cuando se inyecta al paciente, las células integran estas instrucciones genéticas para producir los antígenos tumorales y empiezan a fabricarlos como si fueran sus propias proteínas. Por supuesto, no hay riesgo de que esto provoque cáncer, ya que los antígenos tumorales no tienen efecto oncogénico (no alteran la proliferación ni la supervivencia celular). Los genes que contienen estas vacunas pueden codificar varios antígenos tumorales, pero también adyuvantes.

Vacunas a partir de células dendríticas

Estas vacunas contienen células dendríticas portadoras de antígenos tumorales. Como ya se ha dicho, las células dendríticas están especializadas en presentar antígenos a los linfocitos. Así, se optimiza la etapa clave de una vacuna: la de presentar eficazmente los antígenos tumorales. A diferencia de otros tipos de vacunas, evitamos el riesgo de que las células dendríticas no presenten ni capten correctamente los antígenos tumorales.

Sin embargo, la producción de este tipo de vacunas es compleja, ya que se fabrican a medida para cada individuo. En primer lugar, se extraen los glóbulos blancos de la sangre del paciente mediante aféresis, una técnica de extracción de muestras que filtra la sangre para recuperar solo los glóbulos blancos. A partir de esta muestra, se cultivan las células dendríticas en un laboratorio, se multiplican y se activan. En esta fase se añaden antígenos tumorales, bien poniendo las células dendríticas en contacto con proteínas o extractos tumorales, bien integrando en las células dendríticas los genes que codifican los antígenos tumorales. A continuación, estas células dendríticas activadas presentan antígenos tumorales en su superficie y se inyectan en el paciente del que proceden.

En 2010 se aprobó la sipuleucel-T para el tratamiento del cáncer de próstata metastásico. Se trata de una vacuna basada en células dendríticas cargadas con un antígeno prostático (PAP, *prostatic acid phosphatase*) y con GM-CSF (*granulocyte macrophage colony stimulating factor*), un factor de crecimiento celular que facilita la maduración de las células dendríticas. No cura el cáncer de próstata, pero aumenta en unos meses la esperanza de vida de los enfermos. Es la primera vacuna terapéutica contra el cáncer aprobada, pero la complejidad de su producción y su elevado coste (casi cien mil dólares por persona) limitan su uso.

■ ANTÍGENOS TUMORALES

Para combatir el cáncer, las vacunas deben estimular el sistema inmunitario contra uno o varios antígenos tumorales. Se han descrito varios antígenos tumorales para distintos tipos de cáncer.

Como ya se ha mencionado (véase la página 101), se distingue entre antígenos asociados al tumor (presentes en mayor medida en las células tumorales que en las células sanas) y antígenos específicos del tumor (presentes únicamente en las células tumorales y ausentes en las células sanas).

Un gran desafío

A diferencia de las vacunas antiinfecciosas, que suelen basarse en la estimulación de una respuesta de anticuerpos, una vacuna contra el cáncer debe estimular sobre todo los linfocitos T citotóxicos, con todas las dificultades que ello conlleva:

- Elección del antígeno tumoral adecuado: este puede variar de un tumor a otro dentro del mismo tipo histológico y también puede cambiar con el tiempo como consecuencia de las mutaciones acumuladas por el tumor.

- Restricción del CMH: un mismo antígeno se presenta en mayor o menor medida según el CMH del paciente y, por tanto, es mejor o peor activando los linfocitos; así, la elección de un antígeno para una vacuna corresponde a menudo al que mejor se presenta en función del CMH que comparte el mayor número de pacientes y, por tanto, no es necesariamente el más pertinente para todos ellos.

- Inmunosupresión por parte del tumor: es probablemente el obstáculo más subestimado, pero que se ha puesto de manifiesto en los últimos años con los tratamientos dirigidos a los inhibidores de puntos de control (*anticheckpoints*). En efecto, aunque la vacuna sea capaz de inducir una respuesta antitumoral específica, a menudo esta sigue siendo ineficaz porque el tumor inhibe completamente su activación debido a un entorno altamente inmunosupresor (véase la página 106). Incluso puede ocurrir que la vacuna estimule los linfocitos T reguladores específicos del tumor, aumentando esta inmunosupresión.

▧ LAS VACUNAS CONTRA EL CÁNCER QUE ESTÁN ACTUALMENTE EN USO

		Tipo de vacuna	Objetivo
Vacunas preventivas	Anti-VHB Virus de la hepatitis B	Antiviral	Cáncer de hígado (hepatocarcinoma)
	Anti-VPH Virus del papiloma	Antiviral	Cáncer de cuello de útero
Vacuna terapéutica	Sipuleucel-T	Antitumoral, basada en células dendríticas	Cáncer de próstata

Las vacunas antivirales preventivas protegen contra infecciones como el virus del papiloma, causante del cáncer de cuello de útero, o el virus de la hepatitis B (VHB), que puede provocar cáncer de hígado (hepatocarcinoma).

▓ UN FUTURO PROMETEDOR

VACUNAS PERSONALIZADAS BASADAS EN NEOANTÍGENOS TUMORALES

Las mutaciones que acumulan las células cancerosas son responsables de cambios en las proteínas que pueden ser reconocidas por el sistema inmunitario. Estos nuevos antígenos se denominan *neoantígenos*. Solo están presentes en las células tumorales y son los antígenos tumorales que se han de elegir para las vacunas.

Las tecnologías actuales permiten secuenciar los genomas tumorales e identificar todas las mutaciones presentes en las células cancerosas. Gracias a algoritmos, es posible predecir qué neoantígenos tienen más probabilidades de presentarse y activar el sistema inmunitario. Por lo tanto, se puede ofrecer a cada paciente una vacuna personalizada que contenga los mejores neoantígenos. Este tipo de estrategia está siendo actualmente objeto de ensayos clínicos.

VACUNAS BASADAS EN VIRUS ONCOLÍTICOS

En los últimos años se han desarrollado vacunas contra el cáncer basadas en virus oncolíticos. Estas vacunas utilizan virus modificados genéticamente para infectar específicamente las células tumorales y activar el sistema inmunitario. Se inyectan directamente en las lesiones tumorales (vía intratumoral).

Las células tumorales infectadas por el virus son el blanco de una respuesta inmunitaria antivírica y liberan señales inflamatorias. Esto recluta y activa las células presentadoras de antígenos. La infección viral también es responsable de la muerte de las células tumorales infectadas, lo que permite la liberación de antígenos tumorales, que son captados y presentados por las células dendríticas a los linfocitos. La activación específica de los linfocitos se ve así promovida y dirigida por el entorno inflamatorio asociado a la infección vírica.

Gracias a este proceso, una vacuna basada en un virus oncolítico puede generar una respuesta inmunitaria «antivírica» contra las células cancerosas infectadas por el virus y, al mismo tiempo, desencadenar nuevas respuestas inmunitarias contra antígenos tumorales también presentes en la superficie de las células tumorales no infectadas. Este tipo de estrategia combina las ventajas de un «superadyuvante» viral que guía y activa la respuesta inmunitaria con las de una vacuna personalizada.

En 2015, se aprobó una vacuna oncolítica que utiliza un virus del herpes (VHS-1), el *talimogene laherparepvec* (también conocido como *T-Vec*), para el tratamiento del melanoma metastásico.

INMUNOTERAPIA CELULAR

Este tipo de inmunoterapia consiste en administrar células inmunitarias efectoras —linfocitos T antitumorales— directamente al paciente. Es lo que se conoce como *transferencia adoptiva* de linfocitos T.

La inmunoterapia celular se desarrolló en la década de 1980, cuando fue posible cultivar y amplificar linfocitos utilizando interleucina-2.

Históricamente, las primeras inmunoterapias celulares consistían en perfusiones de linfocitos generados a partir de linfocitos infiltrantes del tumor (también conocidos como TIL, *tumor infiltrated lymphocytes*). Para ello, se toma una muestra del tumor del paciente y se aíslan los linfocitos. Estos linfocitos infiltrantes del tumor se cultivan y amplifican con interleucina-2 y, a continuación, se reinyectan en el paciente. Para que estos linfocitos antitumorales persistan más tiempo en el organismo, se administra previamente quimioterapia con objeto de reducir los demás linfocitos inespecíficos del tumor y permitir que los nuevos linfocitos reconstituyan los glóbulos blancos.

Las perfusiones de TIL han mostrado respuestas en pacientes con melanoma, pero la complejidad de este tipo de inmunoterapia limita su uso.

Desde entonces, una nueva tecnología ha permitido evitar tener que extirpar el tumor para generar linfocitos antitumorales. Se trata de la administración intravenosa de linfocitos modificados genéticamente. Esta técnica consiste en extraer linfocitos de la sangre del paciente y modificarlos genéticamente en el laboratorio para que puedan reconocer antígenos tumorales.

Se puede dotar a estos linfocitos de especificidad antitumoral a través de:

- TCR transgénicos;
- receptores de antígenos quiméricos (CAR, *chimeric antigen receptors*).

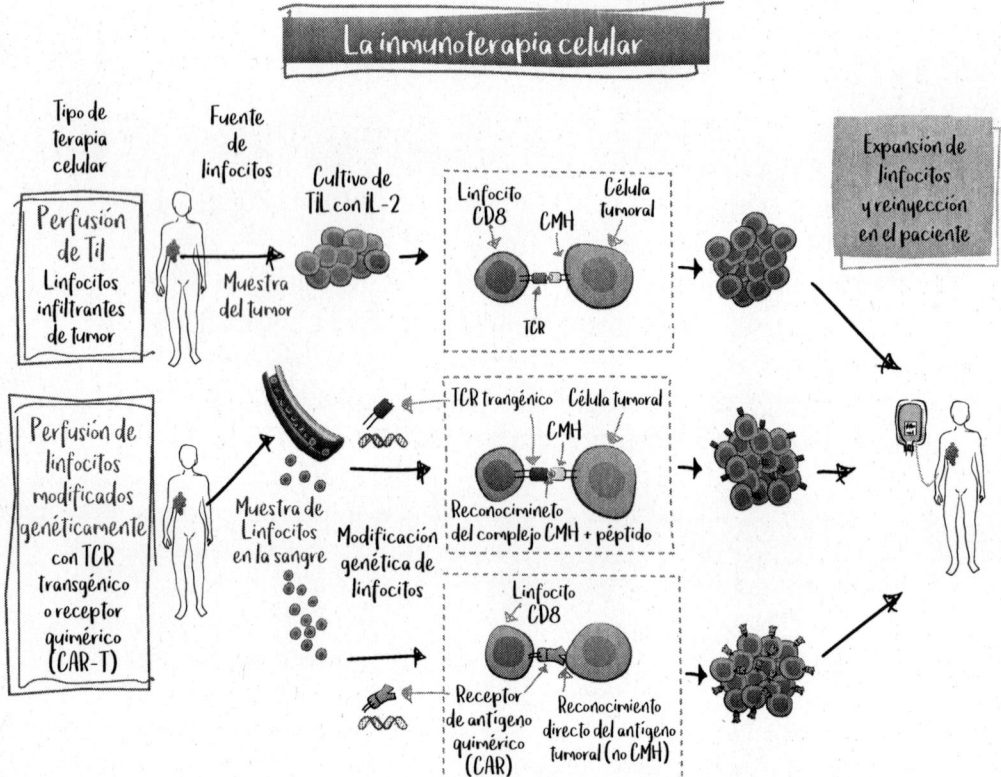

La inmunoterapia celular

En cada caso, los genes que codifican un receptor antigénico específico del tumor se integran en los linfocitos. El linfocito T modificado de este modo tendrá dos tipos de receptor antigénico: aquel con el que contaba anteriormente (TCR endógeno, no específico de tumor) y un receptor antigénico antitumoral añadido genéticamente (TCR transgénico o CAR).

Los TCR transgénicos son receptores antigénicos de células T modificados genéticamente para que sean específicos de un antígeno tumoral determinado. Su capacidad para activar linfocitos también puede modificarse para que puedan activarse más fácilmente, incluso en un entorno tumoral inmunosupresor.

Los receptores de antígenos quiméricos son receptores de antígenos creados por ingeniería genética y consistentes en lo que en biomedicina se conoce como una *quimera*:

- medio anticuerpo de parte extracelular que reconoce el antígeno tumoral;
- medio TCR de parte intracelular que permite la activación de los linfocitos.

LINFOCITOS T PORTADORES DE RECEPTORES QUIMÉRICOS: UN NUEVO TIPO DE CÉLULA INMUNITARIA ADAPTATIVA

Los linfocitos T portadores de receptores quiméricos (células CAR-T) representan un nuevo tipo de célula inmunitaria adaptativa creada genéticamente: una especie de «linfocito B citotóxico». La ventaja de estas células CAR-T es que utilizan la capacidad más simple de reconocimiento de anticuerpos (no restringida por el CMH) y conservan la eficacia citotóxica de los linfocitos T.

Recordemos que un TCR convencional solo puede identificar la célula cancerosa mediante el reconocimiento del complejo CMH + péptido tumoral. El péptido tumoral procede de proteínas tumorales que se cortan en pequeños fragmentos y se presentan en la molécula del CMH: el antígeno tumoral se reconoce por tanto en una forma «modificada». Por el contrario, un anticuerpo reconoce el antígeno tumoral en su forma nativa (véase la página 18, «Reconocimiento específico»).

En numerosos países, la administración intravenosa de linfocitos solo se realiza actualmente en el marco de ensayos terapéuticos. Los tratamientos con células CAR, que están aprobados en Estados Unidos, han mostrado resultados espectaculares y prometedores para varios tipos de leucemia.

EFECTOS INMUNOMODULADORES
DE LOS TRATAMIENTOS CONVENCIONALES

Las investigaciones han demostrado que los tratamientos convencionales contra el cáncer, como la quimioterapia, las terapias dirigidas e incluso la radioterapia, son capaces de modificar la inmunogenicidad de los tumores.

Pueden modular el sistema inmunitario mediante diferentes formas:

- liberación de antígenos tumorales;
- aumento de la expresión de moléculas CMH para favorecer la presentación de antígenos tumorales;
- aumento de las señales inflamatorias con la inducción de un fenómeno de muerte inmunógena;
- inhibición de las células inmunosupresoras, como las células mieloides inmunosupresoras y los linfocitos T reguladores;
- modulación de la expresión de los puntos de control inmunitario.

Los tratamientos que incluyen el uso de agentes inmunoestimulantes parecen necesarios en la lucha contra el cáncer. Actualmente se están evaluando estos mecanismos en humanos con vistas a combinarlos con las inmunoterapias.

El efecto vacunal de la radioterapia

Este fenómeno se observa a veces cuando la irradiación de una lesión tumoral mediante técnicas de radioterapia provoca el retroceso de las metástasis. Este efecto antitumoral general inducido por un tratamiento local sugiere un «efecto vacunal» de la radioterapia. Al desencadenar una reacción inflamatoria, la irradiación de las células tumorales favorece la liberación y la presentación de antígenos tumorales en el sistema inmunitario.

> ## Cuando la quimioterapia provoca la muerte inmunógena de las células tumorales
>
> Algunas formas de quimioterapia son capaces de inducir un fenómeno de muerte celular que estimula el sistema inmunitario contra las células tumorales. Este tipo de muerte celular conduce al reclutamiento, activación y maduración de células dendríticas inmaduras, lo que permite el inicio de una respuesta celular adaptativa contra los antígenos tumorales. En cierto modo, se trata de un «efecto vacunal» de un tratamiento convencional.

LOS RETOS DE LA INMUNOTERAPIA CONTRA EL CÁNCER

▨ AUMENTAR LA EFICACIA DE LOS TRATAMIENTOS

Aunque las esperanzas son grandes, las inmunoterapias actuales no son eficaces para la mayoría de los pacientes. A excepción del melanoma y el linfoma de Hodgkin, donde las tasas de respuesta son elevadas (40 % y 60 % respectivamente), el número de pacientes que responden únicamente a estas inmunoterapias suele rondar el 15 %. Para mejorar la eficacia, la tendencia actual es combinar varios tratamientos con el fin de multiplicar sus buenos resultados. Estas combinaciones pueden conseguirlo, como demuestra la combinación de anti-CTLA-4 y anti-PD1 para el melanoma, que duplica las tasas de respuesta, pero también aumenta significativamente los casos de toxicidad grave (en más de la mitad de los pacientes).

Entre los distintos tratamientos convencionales contra el cáncer (quimioterapia, terapias dirigidas, radioterapia, cirugía) y las numerosas inmunoterapias disponibles o en fase de ensayo clínico, las combinaciones potenciales son infinitas. Sin embargo, las estrategias de combinación se basan en las propiedades inmunomoduladoras específicas de cada agente terapéutico (véase el párrafo anterior). Estas combinaciones se evalúan previamente en animales (ratones) para valorar su pertinencia. Sin embargo, como el sistema inmunitario humano es significativamente diferente, a menudo resulta difícil extraer conclusiones determinantes. Por ello, uno de los retos actuales es identificar directamente en los pacientes los biomarcadores asociados a la respuesta para adaptar la estrategia terapéutica.

▓ PERSONALIZAR LOS TRATAMIENTOS EN FUNCIÓN DE LAS CARACTERÍSTICAS INMUNITARIAS DEL PACIENTE: ¿EL INMUNOGRAMA?

Para aplicar mejor las inmunoterapias, e incluso personalizar su uso, es esencial cuantificar y calificar los distintos parámetros de la respuesta inmunitaria y de otros aspectos vinculados con el entorno. Varios «inmunobiomarcadores» ya han demostrado su utilidad. Desde la década de 1990 se sabe que los tumores infiltrados por linfocitos (TIL, *tumour infiltrated lymphocytes*) tienen mejor pronóstico.

En un momento en que comprendemos mejor la gran complejidad del sistema inmunitario, cuantificar los linfocitos parece un poco simplista. La heterogeneidad del infiltrado inmunitario (linfocitos T citotóxicos y auxiliares, células T reguladoras, macrófagos, células NK, etc.) exige una caracterización más detallada, así como la normalización de las técnicas.

En 2005, un equipo francés propuso definir un *immunoscore* basado en el tipo de linfocitos, la localización y la densidad de las células inmunitarias. Consiguieron demostrar que, en el cáncer de colon, el *immunoscore* era capaz de predecir el pronóstico de los pacientes con mayor exactitud que la clasificación TNM, la utilizada habitualmente (véase la página 86), que se basa en las características del propio tumor (tamaño, presencia de ganglios linfáticos invadidos o metástasis). Esto demuestra hasta qué punto una mejor especificación del sistema inmunitario es esencial para el tratamiento de los pacientes.

En la actualidad, el único parámetro utilizado habitualmente para predecir la probabilidad de respuesta a las inmunoterapias es el estado tumoral de PD-L1. Solo se utiliza para las inmunoterapias *anticheckpoints* dirigidas a los puntos de control PD1 o a su ligando PD-L1. Consiste en utilizar técnicas de inmunohistoquímica (véase la página 81) para evaluar la expresión de PD-L1, el ligando del receptor coinhibidor de PD1, en una muestra tumoral. Si el tumor o las células inmunitarias del microentorno tumoral expresan PD-L1, significa que las células cancerosas están utilizando este punto de control para inhibir el sistema inmunitario, por lo que es más probable que funcione un tratamiento que bloquee PD1 o PD-L1. Los ensayos clínicos han demostrado que, cuanto más expresan PD-L1 los tumores, más probabilidades tienen de responder a los tratamientos anti-PD1 o anti-PD-L1. El estado PD-L1 del tumor es, por tanto, un biomarcador predictivo asociado a la respuesta a los tratamientos anti-PD1/PD-L1. Sin embargo, este biomarcador dista mucho de ser perfecto, ya que no todos los pacientes con un tumor PD-L1 positivo responden al tratamiento. Del mismo modo, algunos pacientes con tumores PD-L1 negativos pueden responder bien. La expresión de PD-L1 es un dato importante para decidir los tratamientos, pero sigue siendo un parámetro entre muchos otros para evaluar la interacción de las células tumorales con el sistema inmunitario.

¿Son las mutaciones responsables de una mejor respuesta a la inmunoterapia?

Otro biomarcador importante es la carga mutacional del tumor. Al parecer, cuantas más mutaciones acumula un tumor en su genoma, más sensible es a la inmunoterapia. Estas mutaciones pueden aumentar por una exposición prolongada a un carcinógeno, como el cáncer relacionado con el tabaquismo, que tiene una elevada tasa de mutación. Otros tipos de cáncer pueden tener una tasa de mutación elevada debido a un defecto en las proteínas de reparación de las mutaciones. Por ejemplo, los cánceres con inestabilidad de microsatélites (MSI, *microsatellite instability*) presentan un defecto en los mecanismos de reparación de los desajustes del ADN (anomalías que pueden producirse cuando la célula replica su ADN para dividirse): son los llamados *tumores deficientes en reparación de desajustes*. Este tipo de cáncer MMRd (*mismatch repair deficient*) se encuentra en el 10 % de los casos de cáncer de colon y ovario y en el 20 % de los pacientes con cáncer de útero y estómago. La secuenciación de los genes presentes en el cáncer MMRd muestra que este tiene una tasa de mutación mucho más elevada que el cáncer originado en el mismo órgano. Los ensayos clínicos han demostrado que los pacientes que fuman o padecen un cáncer de tipo MMRd tienen más probabilidades de responder a las inmunoterapias anti-PD1.

De hecho, los investigadores creen que la acumulación de mutaciones dentro de un tumor puede estar en el origen de la expresión de nuevos antígenos tumorales (conocidos como *neoantígenos*). Estos neoantígenos, que son diferentes de los antígenos propios, se reconocen más fácilmente y activan el sistema inmunitario con más fuerza. Constituyen nuevas dianas para nuestro sistema inmunitario y permiten ampliar el repertorio de linfocitos tumorales, es decir, el número de clones de linfocitos capaces de reconocer las células tumorales.

El inmunograma: el carné de identidad inmunitario del paciente

Para una evaluación aún más completa, algunos expertos proponen la idea de un inmunograma que combinaría información sobre la inmunogenicidad del tumor (carga mutacional y expresión de neoantígenos, pérdida del CMH, etc.), el infiltrado inmunitario, la expresión de puntos de control inmunitario, las características de la flora comensal y la expresión local de marcadores de inflamación. En función del inmunograma específico de cada paciente, los médicos podrían elegir el tratamiento más adecuado para restablecer un control eficaz y duradero del sistema inmunitario en su lucha contra las células cancerosas.

▓ LIMITAR LA TOXICIDAD

La toxicidad de las inmunoterapias contra los puntos de control no tienen nada en común con la de la quimioterapia o las terapias dirigidas. El mecanismo que conduce a la toxicidad y, por tanto, su tratamiento son completamente diferentes (véase el ejemplo de la diarrea, líneas más abajo). Además, la activación inadecuada del sistema inmunitario puede producirse en cualquier momento: al inicio del tratamiento, durante el tratamiento e incluso varios meses después de haber terminado la inmunoterapia. Dado que estos tratamientos son relativamente nuevos, los médicos deben ir adquiriendo experiencia con respecto a este nuevo tipo de toxicidad.

Diarrea por quimioterapia o inmunoterapia: diferencias significativas

La diarrea causada por la quimioterapia está relacionada con la toxicidad directa cuando se introduce la medicación en el torrente sanguíneo, pues esta afecta a las células de la mucosa intestinal, que se renuevan rápidamente. Una vez que el organismo (por vía renal o hepática) ha eliminado la medicación, la mucosa intestinal se reconstituye espontáneamente.

Por el contrario, la aparición de diarrea por inmunoterapia está vinculada con la activación de una respuesta inmunitaria contra las células de la mucosa digestiva. Incluso cuando se interrumpe la inmunoterapia, esta autoinmunidad puede persistir. En ese caso, debe administrarse un tratamiento antiinflamatorio, como los corticosteroides, para calmar esta respuesta inmunitaria autoinmunitaria y evitar así el riesgo de perforación del tubo digestivo.

La mayoría de las veces, la toxicidad asociada a los agentes *anti-checkpoints* no son muy graves: fatiga, erupciones cutáneas, dolores musculoarticulares, diarrea. Sin embargo, más raramente (afortunadamente, <5 % en el caso de las monoterapias anti-PD1), pueden producirse casos de toxicidad grave que podrían amenazar la vida del paciente: inflamación grave del colon (colitis inflamatoria), inflamación de los pulmones (neumonitis inflamatoria), hepatitis.

El tratamiento requiere que no se pase por alto la aparición de nuevos síntomas y que se realice lo antes posible un examen clínico, a veces complementado con un análisis de sangre. Estos exámenes ayudan a evaluar la gravedad de los síntomas para poder decidir el tratamiento, pero sobre todo se han de hacer para encontrar la causa. Aparte de la toxicidad inmunológica relacionada con la inmunoterapia, los pacientes también pueden presentar enfermedades infecciosas o complicaciones relacionadas con el cáncer que padecen.

El tratamiento de las toxicidades inmunomediadas suele consistir en parar por un tiempo, o incluso en suspender por completo, el fármaco *anticheckpoints* y posiblemente prescribir corticosteroides. En caso de toxicidad grave y en ausencia de mejoría, puede considerarse un tratamiento inmunosupresor más potente (como el anti-TNF en caso de inflamación grave del colon).

Aún más raramente (< 1 %), otras formas de toxicidad poco frecuentes pueden afectar a cualquier célula del organismo: células sanguíneas (glóbulos rojos, plaquetas o neutrófilos), células musculares (incluido el músculo cardíaco), células del sistema nervioso (nervios, cerebro), células renales, células de glándulas productoras de hormonas (glándulas suprarrenales, páncreas, etc.).

Aunque sean poco frecuentes, el amplísimo espectro de estas toxicidades raras hace que sean más difíciles de diagnosticar y tratar, ya que a menudo van más allá del campo de especialización de los médicos involucrados.

Para hacer frente a estas nuevas formas de toxicidad, se hace necesario tener en cuenta una serie de puntos esenciales:

- Informar a los pacientes y a las personas de su entorno: no dudar en comunicar la aparición de síntomas inusuales, ya que un tratamiento precoz puede limitar la gravedad de las toxicidades. Los pacientes siempre deben contar con toda la información necesaria para que puedan informar al personal sanitario de las toxicidades específicas asociadas al tratamiento.

- Formar a los cuidadores para reconocer y tratar la toxicidad: tanto al personal paramédico (enfermeros, fisioterapeutas) como al personal médico, incluidos los médicos de cabecera y de urgencias, que probablemente sean los primeros en tratar al paciente en caso de toxicidad.
- Dotar al sistema del personal necesario para el tratamiento de las toxicidades, en particular las toxicidades raras, de modo que haya un especialista de referencia para cada tipo de órgano afectado: internista, dermatólogo, gastroenterólogo, endocrinólogo, neumólogo, neurólogo, etc.

Todo lo apuntado también brinda la oportunidad de mejorar el conocimiento y los tratamientos de las enfermedades inflamatorias y autoinmunes.

IDENTIFICAR LOS FACTORES DE RIESGO DE TOXICIDAD

En la actualidad, no está claro por qué un paciente desarrolla o no toxicidad. Los ensayos clínicos realizados para evaluar la eficacia de los agentes *anticheckpoints* han excluido deliberadamente a los pacientes que sufrían algún tipo de toxicidad por temor a agravar su enfermedad. Sin embargo, frente al cáncer, el riesgo de una reagudización de la enfermedad inflamatoria puede parecer insignificante en comparación con las consecuencias del cáncer y los beneficios que se esperan de estos nuevos tratamientos oncológicos.

Algunos equipos médicos han informado de pacientes que padecían una enfermedad inflamatoria y se han expuesto a estos tratamientos. En alrededor de un tercio de los casos, la inmunoterapia desencadenó recaídas de la enfermedad u otra patología inflamatoria. Estos datos preliminares sugieren efectivamente que estos pacientes corren un mayor riesgo de desarrollar alguna forma de toxicidad inmunitaria. Sin embargo, actualmente no es posible identificar el perfil de quienes se exponen más a ello. Por eso, dejando a un lado los ensayos clínicos, este tipo de situaciones se abordan caso por caso entre el paciente y sus médicos.

A partir de los mecanismos que predisponen a las enfermedades inflamatorias clásicas, los equipos de investigación están explorando actualmente ciertos factores de riesgo:

- Presencia de autoanticuerpos o TCR específicos para autoantígenos.
- Factores genéticos: HLA predisponentes, mutaciones en proteínas inmunitarias.
- Factores medioambientales:
  - historial de infecciones;
  - toma de medicamentos u otras sustancias;
  - flora comensal.

CAPÍTULO 3

Infecciones e inmunidad antiinfecciosa

LOS DIFERENTES TIPOS DE INFECCIONES

UN POCO DE HISTORIA

A lo largo de los siglos, las enfermedades infecciosas han sido la primera causa de mortalidad humana. Durante el siglo xx, esta tasa se redujo en los países industrializados gracias a los avances en higiene y prevención (lavado de manos, vacunación, comunicación), el descubrimiento de antibióticos eficaces contra las enfermedades bacterianas y la democratización del acceso a la asistencia sanitaria. Sin embargo, las enfermedades infecciosas siguen siendo la primera causa de muerte en los países en vías de desarrollo.

La historia está estrechamente ligada a los brotes epidémicos: la peste, una enfermedad bacteriana, fue un buen ejemplo en la Edad Media de contagio y epidemiología de una enfermedad bacteriana. La transmisión de enfermedades por los conquistadores europeos durante el descubrimiento de América a finales del siglo xv ilustra la capacidad de los microorganismos para adaptarse a un nuevo entorno (por entonces, algunos patógenos europeos no estaban presentes en el suelo amerindio).

PANDEMIAS RESPONSABLES DE MILLONES DE MUERTES

Entre 1492 y 1535, la población de La Española (actual Haití) se redujo de 8 millones a menos de 1 millón de habitantes, descenso causado más por las enfermedades contagiosas que por las ejecuciones masivas orquestadas por los cristianos. Este ejemplo es también una buena lección sobre la capacidad del sistema inmunitario para eliminar más eficazmente un agente infeccioso que ya se ha encontrado, lo que constituye el principio de la vacunación.

La viruela, la sífilis, el cólera y la gripe fueron a su vez responsables de millones de muertes y de pandemias fulminantes en todos los continentes. Pero la llegada de la vacunación —contra la viruela (1796) y luego contra la rabia (1885), antes de que el proceso se extendiera en el siglo xx— y el auge de la higiene preventiva (lavado de manos) contribuyeron a invertir la tendencia.

Al final, fue el desarrollo de la microbiología y la identificación y comprensión de los microorganismos patógenos a partir de la segunda mitad del siglo xix, junto con el descubrimiento de los antibióticos a mediados del siglo xx, lo que permitió controlar mejor las infecciones humanas. No obstante, las infecciones respiratorias y la tuberculosis seguían siendo la tercera y la novena causa de muerte en el mundo en 2015, a pesar de un marcado descenso desde 2000 (datos de la OMS).

¿QUÉ ES UNA INFECCIÓN?

Se trata de la invasión de nuestro organismo por parte de microorganismos denominados *agentes infecciosos*. Estos agentes infecciosos pertenecen esencialmente a cuatro grandes familias: bacterias, virus, hongos y parásitos.

Los microorganismos pueden ser «patógenos» y causar enfermedades infecciosas. Sin embargo, nuestro cuerpo es portador de un gran número de microorganismos no patógenos llamados *flora comensal*, o *microbiota*, que pueden desempeñar un papel beneficioso (véase la página 51, «Papel de la microbiota»). En los seres humanos, se estima que alrededor de 10^{12} (mil billones) de bacterias colonizan la piel, 10^{10} (diez billones) de bacterias colonizan la boca y 10^{14} (cien mil billones) de bacterias viven en el intestino, lo que significa que hay diez veces más bacterias que células humanas en el cuerpo humano.

Las infecciones pueden localizarse en un tejido o en un órgano, y entonces se denominan con el nombre del órgano seguido del sufijo *-itis* para designar la inflamación resultante: meningitis para las meninges, otitis para el oído, sinusitis, osteítis, hepatitis, etc. Esta terminología se completa con el agente patógeno implicado: bronquitis vírica, neumonía bacteriana, etc. Las infecciones también pueden propagarse por todo el organismo a través del torrente sanguíneo: es lo que se conoce como *septicemia*.

En la mayoría de los casos, una enfermedad infecciosa no pone en peligro el organismo y este vuelve a la normalidad sin secuelas; se conocen como infecciones benignas. Es lo que ocurre en la mayor parte de las infecciones víricas agudas, pero también en las infecciones urinarias y en un gran número de infecciones cutáneas. En cambio, hay otras infecciones graves que provocan disfunciones en el organismo y pueden ser mortales, como la infección por VIH, la tuberculosis o la infección de las válvulas del corazón (endocarditis).

Se distingue entre infecciones agudas, que pueden durar de unos días a unas semanas, e infecciones crónicas, que pueden durar varios meses o años (o incluso para siempre).

Las infecciones agudas o localizadas no siempre son benignas, ya que pueden provocar un fallo grave del órgano infectado, con una amenaza directa y rápida para el pronóstico vital.

Una infección oportunista es una enfermedad infecciosa que se produce en una persona cuyo sistema inmunitario está debilitado y que desarrolla una enfermedad a partir de un germen que no suele ser patógeno, pero que lo es en un contexto de inmunosupresión (pacientes de SIDA, en tratamiento inmunosupresor o quimioterapia, etc.).

Una infección nosocomial es aquella contraída durante una estancia en un centro sanitario. Puede estar directamente relacionada con los cuidados prestados al paciente o simplemente producirse durante la hospitalización, independientemente de los procedimientos médicos. Los pacientes pueden infectarse por sus propios microorganismos o por los presentes en otros pacientes o en el personal sanitario. Una infección no nosocomial no es necesariamente menos grave que una infección nosocomial. Sin embargo, esta última suele producirse en un contexto de debilidad (relacionado con el motivo de la hospitalización: cirugía, personas mayores, cáncer, etc.) y el germen implicado suele tener un perfil diferente al de los gérmenes que suelen encontrarse en el hospital (resistencia a los antibióticos habituales, etc.).

El sistema inmunitario desempeña un papel fundamental en las enfermedades infecciosas. A menudo es su reacción a la infección la responsable de los síntomas (fiebre, dolor, calor, enrojecimiento, fatiga, etc.). A veces, aunque la respuesta inmunitaria sea excesiva, puede provocar un fallo orgánico o incluso una enfermedad potencialmente mortal. Por el contrario, cuando el sistema inmunitario falla, pueden producirse infecciones oportunistas e infecciones graves.

LOS DIFERENTES TIPOS DE AGENTES INFECCIOSOS

■ BACTERIAS

Las bacterias se clasifican según los métodos de examen microscópico y las tinciones utilizadas. Las células bacterianas típicas tienen entre 0,5 y 5 µm de longitud. La mayoría son esféricas (cocos) o tienen forma de bastoncillos (bacilos). La gran variedad de formas viene determinada por la pared celular y su esqueleto, conocido como *citoesqueleto*. La 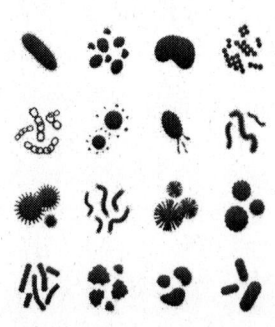 composición de la pared celular bacteriana permite caracterizar rápidamente las bacterias mediante un método de coloración llamado *tinción de Gram*, que diferencia entre bacterias Gram positivas y Gram negativas. La agrupación o no agrupación de las bacterias también facilita su identificación. Por ejemplo, es más probable encontrar estreptococos en cadenas y estafilococos en grupos, mientras que muchas bacterias permanecen aisladas. Otras características, como la presencia de flagelos, la movilidad o no de las bacterias, etc., también ayudan a definirlas con precisión.

Esto permite identificar rápida y fácilmente las bacterias según su forma, su Gram y su forma de agrupación, lo que da una indicación del tipo de bacteria responsable de la enfermedad (bacilos Gram negativos, cocos Gram positivos).

No obstante, cabe señalar que no todas las especies bacterianas pueden clasificarse mediante la tinción de Gram.

Bacterias aerobias	Gram +	Cocos	Staphylococcus, Streptococcus S. pneumoniae
		Bacilos	Corynebacterium, Listeria, Bacillus
		Paredes ricas en lípidos	Mycobacterium tuberculosis, M. leprae, M. bovis, BCG, Nocardia
	Gram −	Cocos	Neisseria, Moraxella
		Bacilos	E. coli, Salmonella, Shigella, Klebsiella, Enterobacter, Serratia, Yersinia, Pseudomonas, Vibrio, Campylobacter, Haemophilus, Brucella, Helicobacter
		Bacterias intracelulares	Rickettsia, Chlamydia trachomatis, C. psitacci, Coxiella, Ehrlichia
		Bacilos en espiral	Treponema, Borrelia, Leptospira
		Bacterias sin pared	Mycoplasma
Bacterias anaerobias	Flora de Veillon	Cocos y bacilos	
	Gram −	Bacilos	Bacteroides fragilis, Fusobacterium
	Gram +	Bacilos	Clostridium tetani, C. botulinum, C. difficile, C. perfringens

Las distintas formas de las bacterias y la composición de sus paredes influyen en su capacidad para sobrevivir y adherirse a las paredes de un órgano o de los vasos, o para persistir en ambientes líquidos. Sobre todo, la forma y la composición de las bacterias son claves para entender cómo las combate el sistema inmunitario.

▉ VIRUS

Los virus son microorganismos que no pueden sobrevivir sin la ayuda del organismo del huésped al que infectan: son una especie de parásitos que penetran en las células y secuestran su maquinaria para multiplicarse y sobrevivir. Fuera de las células, las partículas víricas son muy frágiles y no persisten mucho tiempo. En su interior, el genoma del virus se integra con el genoma de la célula infectada para utilizar el material necesario para sintetizar ADN, ARN y proteínas, y fabricar nuevas partículas víricas.

Históricamente, los virus son microorganismos muy antiguos y extendidos. Existen desde los orígenes de la vida y se han encontrado rastros de ellos en sedimentos arqueológicos de hace varios miles de millones de años. Pueden infectar a todos los seres vivos (plantas, bacterias, especies animales, etc.).

Un virus suele estar formado por una molécula que codifica su genoma (ADN o ARN) rodeada por una cubierta de proteínas denominada *cápside*, a veces rodeada por una envoltura (de base lipídica). Algunos virus no tienen envoltura, en cuyo caso se denominan *virus desnudos*. La envoltura viral facilita la infección de las células, mientras que la cápside protege el genoma viral de agentes químicos o físicos. Una vez dentro de una célula, el genoma viral se libera de la cápside y las enzimas de producción de la célula infectada lo leen. Esto permite que el genoma viral se replique en numerosas copias y que las proteínas virales codificadas se sinteticen y ensamblen. De este modo, se ensamblan nuevos virus en la célula huésped, que se liberan destruyendo la célula infectada (lisis celular) o provocando la gemación de la membrana celular, mecanismo que da lugar a nuevas envolturas a partir de la membrana de la célula huésped. Estas partículas virales recién liberadas se denominan *viriones*.

Los virus se clasifican según la composición de su material genético (ADN o ARN), el tipo de ensamblaje y la forma de su genoma. El material genético viral (ácido nucleico ADN o ARN) puede ensamblarse como una sola hebra (monocatenario) o como dos hebras (bicatenario) y puede ser lineal o circular. También pueden intervenir otros parámetros, como la forma de su cápside.

El tipo de material genético del virus determina cómo este utiliza la maquinaria celular de la célula infectada. Para producir una proteína, el ADN contenido en el núcleo de la célula debe transcribirse en ARN, que luego se traduce en una proteína en el citoplasma de la célula. La mayoría de los virus ARN no necesitan entrar en el núcleo para producir proteínas virales: el ARN viral se traduce directamente en proteínas virales en el citoplasma de la célula infectada. Este es el caso, por ejemplo, del virus del SARS (coronavirus) o de la rabia. Sin embargo, en el caso de muchos otros virus, esta etapa no puede llevarse a cabo directamente y es necesario que pasen por el núcleo de la célula infectada para crear nuevas partículas virales. Es el caso de los virus ADN como el herpes, el virus de la varicela-zóster (VVZ), el virus de Epstein-Barr (VEB) y el citomegalovirus (CMV). Esta integración en el genoma de la célula infectada permite sintetizar ARN a partir del ADN del virus. A continuación, el ARN puede utilizarse para producir proteínas y formar una nueva partícula vírica. Sin embargo, esta integración en el genoma de la célula puede dar lugar a la persistencia de virus ADN que, como el VVZ o el VEB, pueden resurgir años más tarde, sobre todo si se reducen las defensas inmunitarias: es lo que se conoce como *latencia viral*.

Por último, un caso especial es el de los retrovirus (como el virus de la inmunodeficiencia humana, el VIH). Estos virus ARN deben pasar primero por una etapa de transformación de su ARN en ADN. Esta etapa de retransformación del ARN en ADN se denomina *retrotranscripción* y utiliza una enzima llamada *transcriptasa inversa* (*reverse transcriptase*). Esta enzima, que permite fabricar ADN a partir de ARN, es esencial en los retrovirus y es a menudo el objetivo de los tratamientos antirretrovirales.

▓ HONGOS

Los hongos forman un amplio grupo de organismos unicelulares o pluricelulares, algunos de los cuales causan enfermedades en los humanos conocidas como *micosis*. Su estudio es complejo y se conoce como *micología médica*.

Normalmente, los hongos se desarrollan en forma de filamentos (llamados *hifas*), generalmente de 2-10 µm de diámetro, que pueden llegar a medir varios centímetros. Estos filamentos tienen ramificaciones de las que crecen nuevos filamentos, que dan lugar al micelio, que se corresponde con el moho que puede verse en ciertos quesos o frutas estropeadas. Cada compartimento de filamentos tiene uno o varios núcleos que contienen el material genético. Algunos hongos utilizan estos filamentos para penetrar y diseminar los tejidos de ciertas especies, mientras que otros también producen esporas que les permiten dispersarse y contaminar el organismo. Los hongos rara vez causan enfermedades en el ser humano, ya que la mayoría no encuentra las condiciones adecuadas (de temperatura) para reproducirse. La mayoría de los hongos responsables de micosis son «oportunistas», es decir, están presentes de forma natural en la piel, tubo digestivo o mucosa genital, pero no causan enfermedad.

Microorganismos fúngicos responsables de patologías humanas

- levaduras (*Candida albicans, Malassezia furfur, Cryptococcus neoformans*, etc.)

- mohos (*Aspergillus, Fusarium spp.*)

- dermatofitos (*Trichophyton*, que infectan principalmente la piel y los pliegues)

- hongos dimórficos (*Histoplasma*)

- otros, como la pneumocystis (*Pneumocystis jirovecii*), son menos clasificables

Las enfermedades fúngicas (micosis) pueden clasificarse en función de los tejidos afectados.

Las micosis superficiales y cutáneas se limitan a la piel, el pelo y las uñas. Se ven favorecidas por la humedad y el calor, que ayudan a los hongos a multiplicarse. Por ello, suelen encontrarse en los pliegues. Los dermatofitos (*Trichophyton*), por ejemplo, son responsables de ciertas patologías benignas, como los hongos de las uñas y la tiña (hongos del pelo), o el herpes circular (hongo de la piel sin pelo). La *Candida*, por su parte, es responsable de las micosis de los labios, como la queilitis angular o la candidiasis bucal.

Las micosis de las mucosas pueden desarrollarse en la boca o la vagina (micosis vaginal), como ocurre, por ejemplo, con la candidiasis vaginal.

Las micosis profundas y sistémicas pueden comenzar en los pulmones (tras la inhalación de esporas presentes en el entorno) o en la piel y las mucosas, y propagarse por el organismo a través de la sangre.

Estas infecciones fúngicas son invasivas y potencialmente mortales. Pueden producirse cuando el sistema inmunitario es deficiente (inmunosupresión), como en pacientes con diabetes, trasplantados, expuestos a quimioterapia o a la infección por VIH.

Existen cuatro grupos principales de infecciones fúngicas graves:

- Candidiasis diseminadas, causadas por *Candida*. Se localizan en múltiples áreas: ocular, osteoarticular, cardiaca, urinaria, pulmonar, cerebral o en la sangre (septicemia).
- Aspergilosis: es la micosis pulmonar más frecuente. El hongo responsable es el *Aspergillus fumigatus*.
- Criptococosis: el hongo responsable es el *Cryptococcus neoformans*. La infección se produce por inhalación, seguida de diseminación desde el foco pulmonar e invasión de las meninges.
- Micosis exóticas: coccidioidomicosis, histoplasmosis americana (pulmonar) o africana (difusa) y blastomicosis.

Cuando la toma de antibióticos favorece el desarrollo de una infección fúngica

A veces ocurre que se toman antibióticos por infección bacteriana (para combatir una neumonía, por ejemplo) y posteriormente aparece una infección fúngica (de las mucosas, pliegues, etc.). De hecho, los antibióticos pueden desequilibrar la flora comensal al eliminar las bacterias que antes impedían el desarrollo de los hongos.

■ PARÁSITOS

Los parásitos son seres vivos que viven toda o parte de su vida a expensas de un organismo (llamado *huésped* u *hospedador*). Este último proporciona al parásito el entorno o los nutrientes, o ambas cosas, que necesita para sobrevivir. Los parásitos son extremadamente diversos en cuanto a su morfología y biología (movilidad, reproducción, metabolismo). El tamaño de los parásitos puede variar desde unos pocos micrómetros (microsporidios, leishmania) hasta varios metros (tenias). Durante su desarrollo, un mismo parásito puede presentarse en diferentes formas (denominadas *estadios parasitarios*) para adaptarse a su entorno (fase en el medio externo) o a su hospedador. Este es el ciclo de vida de un parásito, que evoluciona desde la fase temprana (huevos, larvas) hasta la fase tardía (forma adulta), lo que le permite alcanzar su ubicación preferida: forma libre en el medio externo, o bien en el cuerpo humano fuera o dentro de las células (extra o intracelulares) sanguíneas o tisulares (células hepáticas, musculares, etc.).

Los parásitos pueden clasificarse a grandes rasgos de la siguiente manera:

Protozoos. Son organismos unicelulares que se mueven mediante pseudópodos o flagelos. Algunos ejemplos son el *Plasmodium falciparum*, causante de la malaria, o el *Toxoplasma gondii*, causante de la toxoplasmosis.

Helmintos. Son gusanos formados por varias células. Algunos ejemplos son el *Enterobus vermicularis*, causante de la oxiuriasis, y el *Ascaris lumbricoides*, causante de la ascariasis.

Las infecciones parasitarias presentan una gran variedad de síntomas, que dependen esencialmente del tipo de parásito y de su ciclo vital. Los *Plasmodium* (protozoos) infectan principalmente los glóbulos rojos y los destruyen (lo que se conoce como *hemólisis*). Son la causa del paludismo, que se manifiesta esencialmente por anemia (disminución de los glóbulos rojos ligada a su destrucción) y síntomas ligados a la reacción del sistema inmunitario (fiebre, aumento del tamaño del bazo, dolor, etc.).

Los helmintos intestinales son responsables de síntomas digestivos a veces muy graves (diarrea profusa, sangre en las heces, perforaciones digestivas). En ocasiones, los gusanos pueden provocar síntomas cuando sus larvas migran durante un ciclo a través de los pulmones, provocando una tos «asmática» y a veces una dificultad respiratoria grave.

El riesgo de infección por parásitos depende de varios factores: la presencia de un reservorio (el ser humano), los vectores que pueden transmitir la infección (por ejemplo, los mosquitos para la malaria, los perros para la *Larva migrans*) y, sobre todo, unas condiciones ambientales específicas para la supervivencia del parásito. Esto explica por qué un gran número de estos microorganismos se encuentran en regiones tropicales cálidas y húmedas. No obstante, algunos parásitos pueden encontrarse en regiones templadas, pero no suelen ser responsables de infecciones graves, como el agente de la toxoplasmosis. Este parásito, transmitido a los humanos por los gatos, rara vez provoca síntomas: entre el 50 % y el 70 % de la población ya lo ha padecido.

MODO DE TRANSMISIÓN DE LOS AGENTES INFECCIOSOS

Es probable que los agentes infecciosos utilicen diferentes vías para infectar a un individuo. Cada agente patógeno tiene sus propias vías de infección preferidas (véase el cuadro).

Vía de transmisión	Modo de transmisión	Patógeno (enfermedad)
Mucosa oral o respiratoria	Inhalación o ingestión del agente infeccioso (saliva, gotitas)	Virus del sarampión Virus de la gripe Virus de la varicela-zóster (VVZ) Virus de Epstein-Barr (mononucleosis) *Streptococcus pyogenes* (dolor de garganta) *Haemophilus influenzae* (neumonía) *Neisseria meningitidis* (meningitis meningocócica) *Bacillus anthracis* (ántrax)
Mucosa digestiva	Ingestión de agua o alimentos contaminados	*Rotavirus* (diarrea) Virus de la hepatitis A (VHA) *Salmonella enteritidis* (intoxicación alimentaria) *Vibrio cholerae* (cólera) *Salmonella typhi* (fiebre tifoidea)

Vía de transmisión	Modo de transmisión	Patógeno (enfermedad)
Mucosa genital	Transmisión sexual o por vía sanguínea	Virus de la hepatitis B (VHB) Virus de la inmunodeficiencia humana (VIH)
	Transmisión sexual	*Neisseria gonorrhoeae* (gonorrea) *Treponema palidum* (sífilis)
Contacto con superficies epiteliales	Contacto físico	*Trichophyton* (intertrigo interdigital)
	Lesiones	*Clostridium tetani* (tétanos)
	Picadura de insecto	*Flavivirus* (fiebre amarilla) *Borrelia burgdorferi* (enfermedad de Lyme) *Plasmodium* (paludismo) Virus de la rabia

Por tanto, en la lucha contra las infecciones deben tomarse las medidas higiénicas adecuadas para evitar cualquier transmisión:

- Protección respiratoria: evitar toser o estornudar cerca de las personas de nuestro entorno para no contaminar a quienes nos rodean y lavarnos las manos inmediatamente.
- Protección del tubo digestivo: lavarse sistemáticamente las manos antes de preparar una comida y antes de comer, así como después de ir al baño.
- Protección de la piel: evitar cualquier riesgo de sufrir heridas utilizando guantes cuando nos expongamos a este riesgo.
- Protección sexual: usar el preservativo.

¿CÓMO DAÑAN AL ORGANISMO LOS AGENTES INFECCIOSOS?

Mecanismos que causan daños

Efectos directos relacionados con el patógeno		Efectos indirectos relacionados con la reacción del sistema inmunitario		
Producción de toxinas	Efecto citopatógeno	Formación de complejos inmunes	Formación de anticuerpos	Activación de una respuesta inmunitaria celular
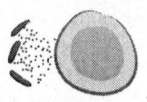	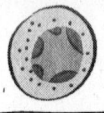	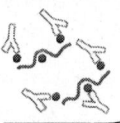	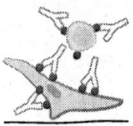	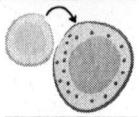
Streptococcus pyogenes (anginas, escarlatina) Staphylococcus aureus (síndrome de shock tóxico) Vibrio cholerae (cólera)	Virus de la varicela-zóster (VVZ) Virus de la hepatitis B (VHB) Virus de la poliomelitis Virus de la gripe Virus del herpes simple (labial o genital)	Virus de la hepatitis B (VHB) Responsable de depositar anticuerpos en el riñón o en los vasos sanguíneos	Streptococcus pyogenes (reumatismo articular agudo)	Herpes simplex virus (queratitis herpética) Mycobacterium tuberculosis (tuberculosis) Mycobacterium leprae (lepra)

El patógeno puede causar daños en el organismo infectado a través de dos tipos de mecanismos: directamente, a través de la acción del propio patógeno, o indirectamente, a través de la reacción del sistema inmunitario.

◼ EFECTOS DIRECTOS VINCULADOS AL AGRESOR

EFECTO CITOPATÓGENO

Al penetrar en las células, los virus secuestran la maquinaria celular e inhiben la producción de proteínas necesarias para su correcto funcionamiento. La producción masiva de proteínas víricas a expensas de las proteínas sanas provoca la muerte de la célula huésped. Esto se conoce como *efecto citopatógeno de los virus*.

EFECTO MECÁNICO, TRAUMÁTICO O IRRITANTE

Los parásitos o la multiplicación bacteriana pueden interferir en el funcionamiento del órgano infectado. Es el caso, por ejemplo, de la neumonía, en la que las bacterias se multiplican en las paredes broncopulmonares o los alvéolos, destruyéndolos, o de la pielonefritis, en la que las bacterias se multiplican en los riñones.

EFECTO TÓXICO DEBIDO A LA PRODUCCIÓN DE TOXINAS POR PARTE DEL AGENTE INFECCIOSO

Las proteínas que produce el agente infeccioso son tóxicas para las células del medio infectado. Es el caso, por ejemplo, del cólera, cuya toxina provoca diarreas abundantes, o del botulismo (enfermedad paralítica relacionada con la toxina botulínica).

▒ EFECTOS INDIRECTOS RELACIONADOS CON LA RESPUESTA INMUNITARIA

Una respuesta inmunitaria defectuosa puede provocar infecciones graves.

En casos de inmunodepresión, es más probable que se produzcan infecciones bacterianas o fúngicas y que se extiendan por todo el organismo, amenazando potencialmente el pronóstico. Un ejemplo es la toxoplasmosis, que suele ser una parasitosis asintomática e inofensiva, pero que puede adoptar formas mucho más graves cuando se reducen las defensas inmunitarias: la toxoplasmosis cerebral puede aparecer en pacientes infectados por el VIH. Se manifiesta en forma de abscesos cerebrales que causan hemiplejia y trastornos del comportamiento. La toxoplasmosis también puede ser un problema durante el embarazo, cuando puede provocar fiebre (partos prematuros) con riesgo de transmisión al feto (toxoplasmosis congénita).

Incluso una respuesta inmunitaria normal provoca síntomas en determinados casos:

- **Liberación de sustancias inflamatorias** por acción de la inmunidad innata: síntomas locales (enrojecimiento, dolor, calor, etc.) y generales (fiebre, dolores musculares y articulares, escalofríos, fatiga, pérdida de peso), a veces graves, con descenso de la tensión arterial (shock séptico) o incluso disfunción de órganos vitales (lo que se conoce como *sepsis grave*).
- **Activación de una respuesta inmunitaria adaptativa,** que puede conducir a una destrucción excesiva del tejido infectado (como en la hepatitis vírica, con riesgo de hepatitis fulminante) o a la producción de anticuerpos, que a veces pueden formar complejos (denominados *inmunocomplejos*) e interferir en el funcionamiento de los órganos (riñones, vasos sanguíneos) o activar el sistema inmunitario contra antígenos propios (reactividad cruzada que conduce a la autoinmunidad).

Infecciones respiratorias

Los órganos respiratorios suelen verse afectados por infecciones bacterianas o víricas. Se distingue entre infecciones de las vías respiratorias bajas, o broncopulmonares (bronquitis y neumonía [o neumopatía]), e infecciones de las vías respiratorias altas (anginas y sinusitis en particular). Las infecciones pulmonares son la tercera causa de muerte en el mundo.

Muchos casos de anginas y bronquitis son de origen vírico. La mayoría de las sinusitis y neumonías, en cambio, están causadas por bacterias, aunque algunos virus —como el de la gripe— también pueden provocar neumonía.

Lo que tienen en común las infecciones respiratorias bacterianas es el tipo de bacteria que más a menudo está implicada, en particular un tipo de estreptococo llamado neumococo (parte de los cocos Gram-positivos), o una bacteria Gram-negativa llamada *Haemophilus*.

Estas bacterias se transmiten por vía aérea y cualquier persona está expuesta a ellas. Sin embargo, son más frecuentes en quienes sufren de un tipo específico de inmunodeficiencia denominada *inmunodeficiencia humoral*, relacionada con una menor producción de anticuerpos. De hecho, la principal defensa del sistema inmunitario contra estas infecciones es la producción de anticuerpos, que actúan contra una parte concreta de estas bacterias conocida como *cápsula*. Esta inmunodeficiencia rara vez es genética; lo más frecuente es que aparezca en la edad adulta y esté relacionada con factores como el alcoholismo crónico, determinados tipos de cáncer de sangre (linfomas), tratamientos de quimioterapia o ciertas enfermedades renales o hepáticas. Las personas cuyo bazo no funciona (por extirpación quirúrgica o enfermedad) también son más propensas a estas infecciones.

Otras bacterias, como los estafilococos, pueden ser responsables de infecciones de las vías respiratorias, pero se dan principalmente en condiciones específicas: consumo crónico de alcohol, mala salud bucodental, malnutrición o ciertas inmunodeficiencias.

Como en todas las infecciones, los síntomas están en parte relacionados con la reacción inflamatoria correspondiente a la respuesta del sistema inmunitario ante la bacteria: fiebre, sudoración, escalofríos, fatiga intensa, dolor. Se trata, pues, de signos inespecíficos. Los signos más específicos están ligados a las propiedades invasivas de los agresores en los órganos respiratorios: dificultad para respirar, tos, dolor torácico, expectoración (en el caso de las infecciones pulmonares y bronquiales), dolor de garganta, dificultad para tragar (anginas), dolor sinusal (sinusitis).

En estas situaciones, el tratamiento consiste en una combinación de antibióticos si queda demostrado que la infección es de origen bacteriano (mediante pruebas de esputo, frotis de garganta o análisis de sangre). Si es necesario, pueden prescribirse tratamientos para combatir la fiebre, en el caso de que esta sea mal tolerada.

Inmunodeficiencias (excluido el VIH)

Entre las causas de inmunodeficiencia, sobre todo en la edad adulta, se encuentran: los fármacos (en particular los inmunosupresores y aquellos contra el rechazo de trasplantes, así como los de quimioterapia), ciertas enfermedades metabólicas como la diabetes, pero también el propio cáncer (en particular en los sanguíneos con afectación de la médula ósea) y la infección por VIH.

En estas situaciones, suele funcionar mal el sistema inmunitario al completo, tanto el innato como el adaptativo. Como consecuencia, pueden producirse con mayor frecuencia todo tipo de infecciones, incluidas las denominadas *oportunistas*, es decir, aquellas que no afectarían a un organismo sano con un sistema inmunitario eficaz.

Sin embargo, ciertos tipos de inmunodeficiencias, especialmente las genéticas, pueden afectar preferentemente de determinadas formas al sistema inmunitario:

- El déficit de neutrófilos es responsable de las infecciones por gérmenes extracelulares (estafilococos, hongos).
- El déficit de anticuerpos es el principal responsable de las infecciones por bacterias encapsuladas, contra las que los anticuerpos desempeñan normalmente un papel fundamental. Por ello, los pacientes son más propensos a las infecciones bronquiales y pulmonares por neumococo y *Haemophilus*, y deben recibir perfusiones regulares de anticuerpos para prevenirlas.
- La deficiencia de células T es responsable de infecciones por gérmenes intracelulares: virus, hongos, parásitos y ciertas micobacterias. Se observa asociada a enfermedades genéticas graves a partir de la infancia, pero también pueden verse en pacientes adultos infectados por VIH, sometidos a quimioterapia o trasplantados.

Algunas vacunas les están contraindicadas a este tipo de pacientes.

¿CÓMO COMBATE LAS INFECCIONES EL SISTEMA INMUNITARIO?

LAS SUPERFICIES EPITELIALES, PRIMERA BARRERA CONTRA LOS AGENTES INFECCIOSOS

Las uniones estrechas entre las células que recubren la piel o las mucosas detienen la mayoría de los agentes patógenos. De hecho, a menudo es en una herida donde los gérmenes infecciosos encuentran un punto de entrada adecuado para la infección. La producción de moco o el flujo de aire de las mucosas respiratorias, por ejemplo, refuerzan esta protección física (véase la página 60). Las células epiteliales también segregan sustancias químicas antimicrobianas, como la lisozima, presente en las lágrimas y la saliva, o las defensinas, producidas en el tubo digestivo, las vías respiratorias o la piel. El ácido estomacal y las enzimas digestivas también desempeñan un papel protector.

INGESTIÓN POR LOS FAGOCITOS

En cuanto atraviesan la barrera epitelial, los macrófagos, células fagocíticas que residen en los tejidos, reconocen inmediatamente los agentes infecciosos. Este reconocimiento implica la detección de señales de peligro, a través de los patrones moleculares asociados a patógenos (PAMP, *pathogen-associated molecular patterns*). Estos pueden ser elementos de la pared en el caso de las bacterias (lipopolisacáridos, azúcares como la manosa), elementos de la envoltura en el caso de los virus (lípidos, azúcares, proteínas), pero también ácido nucleico (ADN o ARN) (véase la página 17, «Reconocimiento de las señales de peligro»). Los macrófagos presentes en el tejido infectado ingieren entonces a los agresores, lo que a veces puede bastar para eliminar la infección.

En el caso de los parásitos, los mastocitos también desempeñan un papel importante. Estas células forman parte de la inmunidad innata y están siempre presentes en los tejidos. Pueden reconocer parásitos recubiertos de inmunoglobulina E (IgE) y su activación provoca la liberación de sustancias inflamatorias.

ACTIVACIÓN DE LA RESPUESTA INFLAMATORIA

Si el daño causado por el agente infeccioso es importante, o si la infección no se controla, los macrófagos comenzarán a liberar señales inflamatorias. Este fenómeno se desencadena en particular por la detección de patrones moleculares asociados al daño (DAMP, *damage-associated molecular patterns*), es decir, de componentes celulares liberados de forma anormal en el entorno celular durante el ataque. La liberación de mediadores inflamatorios es responsable de los síntomas de la inflamación: enrojecimiento, calor, hinchazón y dolor. Estas sustancias inflamatorias son esencialmente IL-1, TNF-α, IL-6 e IL-12. Aumentan la dilatación y la permeabilidad de los vasos sanguíneos y atraen a nuevos efectores antiinfecciosos: en primer lugar, a neutrófilos y monocitos. Los monocitos que llegan a los tejidos se convierten en macrófagos. Los neutrófilos, los glóbulos blancos más abundantes, pueden actuar con extrema rapidez bloqueando los gérmenes extracelulares en sus «redes» y fagocitándolos a continuación (como el mecanismo de una araña). Son capaces de multiplicarse, pero se deterioran a medida que fagocitan a los agresores. Son los responsables de la formación de pus, característica de las infecciones bacterianas extracelulares.

Las citocinas inflamatorias también pueden activar el sistema del complemento, que es una cascada de reacciones basadas en proteínas presentes en el plasma y que actúan directamente al entrar en contacto con la superficie del agresor. Esta cascada refuerza el reclutamiento y la activación de las células fagocíticas (neutrófilos y macrófagos) y forma orificios (poros) en el agente patógeno para provocar su destrucción.

ACTIVACIÓN DE LAS CÉLULAS ASESINAS

En caso de infección vírica, las células infectadas por el virus comienzan a producir citocinas antivirales denominadas *interferones* de tipo I (interferón-α). Estas citocinas tienen un efecto antiviral directo e indirecto: inhiben la síntesis de proteínas virales dentro de las células infectadas y aumentan la expresión de moléculas CMH de clase I para favorecer la presentación de antígenos virales a los linfocitos citotóxicos (CD8 +). Por último, reclutan y activan las células NK (*natural killers*). Las NK son células citotóxicas de la inmunidad innata. Son capaces de destruir las células infectadas por virus que reducen la expresión del CMH de clase I para escapar a los linfocitos citotóxicos.

En el caso de las infecciones parasitarias, los eosinófilos desempeñan un papel importante. Estas células, que suelen circular por la sangre, pueden migrar a los tejidos para reforzar la acción de los mastocitos y, al igual que estos, reconocer los parásitos recubiertos de inmunoglobulina E (IgE) y liberar sustancias inflamatorias.

FIEBRE: SIGNO DE ACTIVACIÓN DEL SISTEMA INMUNITARIO

Además de los efectos locales, las citocinas inflamatorias pueden actuar a distancia, produciendo efectos más generales. En particular, esto se refleja en un aumento de la temperatura corporal (fiebre), que la mayoría de las veces está relacionado con la activación del sistema inmunitario y no con el agente patógeno en sí. Estas señales generales movilizan todo el sistema inmunitario del organismo y, en particular, impulsan la producción de células inmunitarias mediante la estimulación de la médula ósea. Sin embargo, un exceso de inflamación puede alterar el funcionamiento de órganos vitales como los riñones, el hígado, el corazón y los pulmones. La inflamación puede provocar una vasodilatación excesiva, con la consiguiente disminución de la presión arterial, que puede poner en peligro la vida, una situación conocida como *shock séptico*.

UNA RESPUESTA ADAPTATIVA

Las células dendríticas presentes en el tejido actúan como centinelas para captar antígenos infecciosos. La inflamación del tejido infectado activa la maduración de las células dendríticas, que migran a través de la linfa hasta el ganglio linfático más cercano. Es aquí donde las células dendríticas activan los linfocitos específicos del germen encontrado, gracias a la presentación de antígenos infecciosos (fragmentos del patógeno presentados en una molécula del CMH). Una vez activado, el linfocito específico se multiplica espectacularmente para formar un ejército de clones contra el patógeno: se pone en marcha la expansión clonal. Es entonces cuando los ganglios linfáticos empiezan a agrandarse y a hacerse palpables: esto se conoce como *adenopatía*. La palpación de un ganglio linfático de gran tamaño puede indicar la localización de la infección: un ganglio linfático en el cuello para una infección ORL, un ganglio linfático en el hueco del hombro en caso de infección en el brazo, etc.

La eliminación del agente infeccioso por el sistema inmunitario adaptativo dependerá del tipo de agresor:

- Los virus y bacterias intracelulares se presentan principalmente a los linfocitos T CD4 y CD8. Como ya se ha mencionado, estos linfocitos T CD8 actúan produciendo moléculas denominadas *perforina* y *granzima*, que intervienen en la muerte de la célula infectada creando orificios en su membrana, y también iniciando un programa conocido como *muerte celular* (o apoptosis), que se transmite a la célula infectada.
- Las partículas víricas, durante su viaje extracelular, así como ciertas bacterias extracelulares (en particular las denominadas *encapsuladas*, como el neumococo o el *Haemophilus*, responsables de infecciones pulmonares y ORL) pueden ser neutralizadas por los anticuerpos, lo que provoca la acción de otras células asesinas (células NK y macrófagos) con receptores de anticuerpos.

Es importante señalar que los parásitos y ciertos hongos son esencialmente el blanco de una respuesta innata en la que intervienen células polinucleares eosinófilas, así como de ciertos anticuerpos denominados *IgE*, que luego captan los mastocitos.

Cada atacante tiene su propio plan de batalla

Dependiendo del tipo de agresión, el sistema inmunitario organiza una u otra respuesta.

Las células fagocíticas (macrófagos y células polinucleares), la activación de la cascada del complemento y la acción de los anticuerpos que producen los linfocitos B controlan esencialmente los organismos infecciosos extracelulares, como los viriones (partículas víricas), las bacterias extracelulares y los hongos. Los gusanos y ciertos hongos implican más específicamente a los mastocitos y los eosinófilos.

En caso de infección intracelular (virus, bacterias intracelulares), entran en juego principalmente los linfocitos T y las células NK. Los linfocitos T citotóxicos (CD8+) y las células NK eliminan directamente las células infectadas, mientras que los linfocitos T auxiliares (CD4+) activan los macrófagos infectados.

LA FASE DE RESOLUCIÓN Y EL DESARROLLO DE UNA MEMORIA INMUNITARIA

Tras la fase de lucha contra el agresor, si es eficaz, la reacción inflamatoria debe llegar a su fin. En efecto, la persistencia a largo plazo de una activación crónica del sistema inmunitario conduciría a una inflamación persistente con efectos nocivos en los tejidos (aumento del riesgo cardiovascular, osteoporosis, trastornos neurológicos) y, sobre todo, en el propio sistema inmunitario. Esto es lo que se observa en situaciones de activación persistente del sistema inmunitario, como en el curso del VIH, de enfermedades autoinmunes e incluso de ciertos tipos de cáncer.

Esta fase de resolución de la acción del sistema inmunitario conlleva una reducción de la inflamación mediante la producción de citocinas antiinflamatorias y una limitación del número de clones de linfocitos antiinfecciosos (lo que se conoce como *contracción clonal*). Esta etapa implica la expresión en la superficie de las células del sistema inmunitario de moléculas denominadas de *depleción* (que incluyen moléculas de punto de control, como PD1) y el inicio de un programa de muerte programada: la apoptosis. El agotamiento progresivo de la reserva de citocinas también impide la supervivencia de las células inmunitarias.

Tras la contracción clonal, una parte de los linfocitos específicos antiinfecciosos permanece en estado latente: se establece una memoria (véase la página 56, «Memoria inmunitaria»). Esto permite conservar a largo plazo un pequeño número de linfocitos T o B específicos del agente encontrado. Estas células de memoria serán alertadas inmediatamente si el sistema se vuelve a encontrar con el microorganismo, de modo que la respuesta inmunitaria pueda desarrollarse y coordinarse con mayor rapidez y eficacia. Este es el principio utilizado en la vacunación.

Cuando las infecciones se vuelven crónicas

La mayoría de las infecciones son «agudas» y se resuelven rápidamente mediante la activación del sistema inmunitario. Es el caso, por ejemplo, de las infecciones víricas agudas (como la gastroenteritis vírica común o el dolor de garganta), en las que los síntomas duran unos días y la infección se cura en muy poco tiempo. Sin embargo, en determinadas situaciones, el agresor puede persistir durante más tiempo y ser responsable de las denominadas *infecciones crónicas*, que evolucionan a lo largo de varios meses o incluso años.

En el caso de las bacterias, esto puede ocurrir cuando los atacantes resisten las acciones del sistema inmunitario, pero también cuando hay resistencia a los antibióticos. Estas infecciones pueden ser responsables de una fiebre prolongada (aquella que dura más de tres semanas), a menudo más baja que en el caso de las infecciones agudas. Suelen ir asociadas a una fatiga creciente y a una pérdida de peso inexplicable antes de que se establezca el diagnóstico. El tratamiento debe incluir entonces una terapia antibiótica prolongada para combatir eficazmente las bacterias responsables.

En el caso de las infecciones víricas —cuando el sistema inmunitario no es lo bastante eficaz para eliminar rápidamente al agresor—, los síntomas suelen ser poco frecuentes al principio (la respuesta inflamatoria es más débil), pero el virus permanece entonces oculto en el interior de las células (lo que se conoce como *estado latente*). Este es el caso de los virus responsables de la mononucleosis: el virus de Epstein-Barr (VEB) y el citomegalovirus (CMV).

El comportamiento del VIH es inusual, ya que permanece oculto en las células, pero también es responsable de una respuesta inmunitaria crónica (correspondiente a una lucha permanente pero ineficaz para eliminarlo) y de profundos daños en el sistema inmunitario. El virus de la varicela, por su parte, permanece oculto tras una fase inicial visible (varicela), para volver a despertar décadas más tarde en caso de estrés, descenso de la vigilancia inmunitaria o enfermedad intercurrente, provocando el herpes zóster (conocido como *virus de la varicela-zóster*, VVZ).

Las infecciones relacionadas con hongos o parásitos son inusuales, ya que suelen producirse en un contexto en el que el sistema inmunitario es deficiente. En estos casos, adoptan una forma grave difícil de tratar.

Infección por VIH (virus de la inmunodeficiencia humana)

Desde principios de la década de 1980, la infección por VIH es responsable de un número considerable de personas afectadas y muertes. Este retrovirus de ARN actúa infectando las células CD4, en particular, los linfocitos T CD4, que normalmente se encargan de coordinar la respuesta inmunitaria.

Se descubrió y caracterizó en 1983 a raíz de una serie de epidemias de infecciones oportunistas inusuales en personas no sometidas a quimioterapia y de un aumento de los casos de cáncer vinculados a un virus oncogénico: el HHV8, responsable del sarcoma de Kaposi.

Las principales vías de infección son la sanguínea (consumo de drogas intravenosas, transmisión durante el parto de una madre infectada) y la sexual.

Los efectos están relacionados con la desregulación del sistema inmunitario adaptativo, lo que conduce a la aparición de infecciones intracelulares por gérmenes: micobacterias, parásitos, hongos y virus. El virus del VIH también provoca una inflamación crónica, con posibles consecuencias a largo plazo, como un mayor riesgo cardiovascular, sobre todo en ausencia de tratamiento.

Durante mucho tiempo, la infección por VIH no tuvo un tratamiento eficaz, pero esto cambió radicalmente en 1996 con la llegada de las combinaciones antirretrovirales, conocidas como *triterapias*, que controlan el virus pese a no poder erradicarlo por completo. En la actualidad, estos fármacos se han simplificado considerablemente y los pacientes los toleran mejor.

La completa erradicación es difícil debido a la complejidad del genoma del virus y a su persistencia en el genoma de las células infectadas en estado latente.

Hoy en día, la lucha contra el VIH se basa en tres objetivos: la prevención (uso del preservativo, comunicación y detección, medicamentos profilácticos), el acceso a un tratamiento eficaz para todo el mundo y la investigación de nuevas formas de controlar el virus (vacunación, inmunoterapia, etc.).

TRATAMIENTO FARMACOLÓGICO DE LAS INFECCIONES

El sistema inmunitario es la principal arma que utilizamos a diario para combatir las infecciones. Ante una infección vírica común, nuestro médico nos recetará un tratamiento sintomático, en particular, un antipirético como el paracetamol para combatir la fiebre excesiva. La mayoría de las veces, nuestro sistema inmunitario será capaz de deshacerse del virus por sí solo.

Sin embargo, se pueden tomar una serie de medidas para prevenir o tratar una infección:

- Medidas preventivas e higiene.
  Como vimos anteriormente, ciertas medidas, como el lavado de manos y el uso del preservativo, pueden ayudar a prevenir la transmisión del agente infeccioso. Además del efecto mecánico del lavado de manos, el uso de soluciones hidroalcohólicas (que disuelven las grasas) puede destruir el componente lipídico de la envoltura vírica o bacteriana, impidiendo así que estos agentes infecten nuevas células.
- Agentes específicos: antibióticos, antivirales, antifúngicos, antiparasitarios.

▧ MEDICAMENTOS ANTIBIÓTICOS

Son esenciales en cuanto se detecta una infección bacteriana, porque la respuesta inmunitaria no basta por sí sola para impedir la multiplicación de los agentes bacterianos. La lucha contra las infecciones bacterianas requiere, por tanto, dos frentes: el sistema inmunitario y los antibióticos. La ausencia de uno de los dos, por ejemplo, un retraso en la administración de los antibióticos (o un mal seguimiento del tratamiento), o una inmunodeficiencia conduce a la progresión de la enfermedad infecciosa bacteriana. Los antibióticos actúan inhibiendo la síntesis de la pared bacteriana (antibióticos betalactámicos, incluida la penicilina), la síntesis de proteínas bacterianas (aminoglucósidos, ciclinas, macrólidos) o limitando la síntesis de metabolitos esenciales para la bacteria (sulfonamidas). La elección del antibiótico depende de los gérmenes encontrados, en función del órgano infectado (antibioterapia probabilística), pero puede requerir un examen bacteriológico preciso para identificar las bacterias implicadas y, sobre todo, su sensibilidad a los antibióticos (mediante la realización de un antibiograma).

▓ MEDICAMENTOS ANTIVIRALES

Intentan interrumpir la replicación del virus: fusión de la envoltura con la membrana celular (inhibidores de la fusión), integración con el genoma de la célula huésped (inhibidores de la integrasa), inhibición de las enzimas implicadas en la copia del genoma viral (inhibidores de la transcriptasa inversa), inhibición de las proteínas implicadas en el ensamblaje de los componentes del virus (inhibidores de la proteasa), inhibición de la liberación del virión (inhibidores de la neuraminidasa). Los antibióticos, que no tienen ningún efecto sobre la replicación vírica, no sirven por tanto para combatir una infección vírica.

▓ MEDICAMENTOS ANTIFÚNGICOS

Se utilizan para tratar infecciones fúngicas graves detectadas mediante pruebas micológicas. Estos medicamentos también son tóxicos para las células sanas del organismo, por lo que deben recetarlos médicos especialistas. En el caso de infecciones fúngicas superficiales localizadas (pliegues o uñas), el uso de antifúngicos tópicos (cremas, polvos) no tiene efectos secundarios importantes en el organismo.

▓ ANTIPARASITARIOS

Se utilizan para las infecciones parasitarias identificadas mediante pruebas específicas. La elección del tipo concreto depende del tipo de parásito identificado.

INMUNOTERAPIAS ANTIINFECCIOSAS: VACUNAS E INMUNOGLOBULINAS

LA VACUNACIÓN, UNA FORMA DE INMUNOTERAPIA ANTIINFECCIOSA

El principio de la vacunación es inducir una respuesta inmunitaria de memoria específica frente a un agente patógeno. Si el organismo de la persona vacunada vuelve a encontrarse con el mismo agente a lo largo de su vida, la respuesta inmunitaria se moviliza, como hemos visto, mucho más rápidamente y con mucha mayor eficacia como resultado de una respuesta específica.

La vacunación es beneficiosa a nivel individual (al proteger a cada persona vacunada), pero también, y sobre todo, a nivel colectivo. Al reducir el número de personas susceptibles de contribuir a la propagación de una enfermedad, también limita la propagación del microorganismo y protege a las personas que no pueden vacunarse por contraindicaciones médicas.

Por lo tanto, la vacunación tiene beneficios para la salud pública (al prevenir las complicaciones relacionadas con la enfermedad en cuestión), así como beneficios económicos (al reducir la necesidad de cuidados, hospitalización, ausencia del trabajo, etc.). Sin embargo, este beneficio colectivo solo puede lograrse si la cobertura de vacunación es suficiente para reducir eficazmente la transmisión; esta eficacia se estima en un 95 % de cobertura de vacunación en una población.

▦ OBJETIVO PREVENCIÓN

La vacunación preventiva consiste en administrar una forma atenuada o inactivada de un agente infeccioso (o algunos de sus componentes) a un individuo sano. El objetivo es desencadenar una reacción inmunitaria contra estos elementos del agente infeccioso presentados al sistema inmunitario, pero sin crear una infección. La vacunación permite el desarrollo de células inmunitarias «de memoria», capaces de reconocer inmediatamente al agresor si vuelve a infectar al individuo más adelante.

Durante la vacunación, las células presentadoras del antígeno captan el microbio atenuado/inactivado, o sus componentes (antígenos microbianos), directamente en el lugar de la inyección. A continuación, estas células migran al ganglio linfático más cercano para presentar los antígenos a los linfocitos T CD4 y activarlos. En las horas siguientes, activan los linfocitos T CD8 «asesinos» y los linfocitos B productores de anticuerpos. La producción resultante de citocinas es responsable de los síntomas que a veces se experimentan después de una vacuna (fiebre, dolor).

Los antígenos microbianos se eliminan entre tres y cinco días después de la vacunación. Sin embargo, los linfocitos T y B de memoria y los anticuerpos específicos persisten en el organismo durante varios años: lo protegerán contra cualquier infección futura en la que intervenga el mismo agresor.

▓ LAS DIFERENTES FORMAS DE VACUNAS ANTIINFECCIOSAS

Existen diferentes vacunas preventivas, en función del tipo de antígenos microbianos utilizado:

- **Las vacunas vivas atenuadas** contienen patógenos vivos cuya virulencia se ha atenuado cultivándolos en condiciones especiales. Es el caso de las vacunas contra la tuberculosis (BCG), la varicela o el trío sarampión-paperas-rubéola (SPR). Estas vacunas provocan una infección con pocos o ningún síntoma, pero inducen una buena respuesta inmunitaria porque el agente es muy parecido al patógeno original. Por ello se dice que son altamente inmunógenas, porque ofrecen una protección duradera tras una o dos inoculaciones.
- **Las vacunas inactivadas** contienen microbios enteros muertos mediante determinados tratamientos (químicos, térmicos), como la vacuna inyectable contra la poliomielitis. Por tanto, no

presentan ningún riesgo infeccioso, pero a menudo son responsables de reacciones importantes.

- **Las vacunas con subunidades** contienen fragmentos concretos del agresor, necesarios y suficientes para enseñar al sistema
inmunitario a reconocer el germen completo. Se trata del famo-
so «epítopo», que luego el sistema HLA prepara y transporta
para que puedan reconocerlo los linfocitos T. Es el caso de las
vacunas contra el neumococo, el meningococo y la tos ferina.
Hay vacunas de este tipo en las que se pueden mezclar varios
fragmentos del microorganismo para aumentar la probabilidad
de combatir todas las facetas del mismo virus: son las llamadas
vacunas multivalentes, como en el caso del neumococo, por
ejemplo.

Otras vacunas con subunidades contienen toxinas de origen bacteriano tratadas para que dejen de ser tóxicas, como en el caso
del tétanos y la difteria. Estas vacunas no presentan ningún riesgo infeccioso, ya que no contienen el agente completo. Se toleran
tan bien como las vacunas inactivadas, pero por su propia naturaleza su capacidad inmunitaria es más débil, por lo que requieren la adición de reactivos para optimizar la respuesta inmunitaria y, a menudo, dosis de refuerzo para mejorar la respuesta de
memoria.

▓ COMPOSICIÓN DE UNA VACUNA

Como acabamos de ver, las vacunas se componen de sustancias
biológicamente activas denominadas *antígenos vacunales* (agentes vivos o inactivados, fragmentos de «subunidades»).

Para que la vacuna sea más eficaz, el antígeno vacunal suele combinarse con un adyuvante, que muy a menudo es una sal de aluminio. Este es un punto importante, ya que a menudo se malinter-
preta: el adyuvante es un agente que optimiza la respuesta
inmunitaria. Los antígenos inactivados o subunitarios no producen una respuesta inmunitaria fuerte porque están atenuados.
Las sales de aluminio figuran entre los adyuvantes más utilizados
en el mundo, con noventa años de historia a sus espaldas y cien-
tos de millones de dosis inyectadas.

Otros componentes de una vacuna son los conservantes antimicrobianos, utilizados para evitar la contaminación microbiana de la vacuna, y los estabilizadores (lactosa, sorbitol, etc.), que mantienen la calidad de la vacuna durante toda su vida útil.

■ LA IMPORTANCIA DE LOS RECORDATORIOS

Cuando se vacuna, la respuesta inmunitaria se establece entre unos días y unas semanas después de la inyección. Sin embargo, tras una dosis inicial, la respuesta inmunitaria puede no durar mucho.

Como hemos visto, la persistencia de las células de memoria tras un primer encuentro con el antígeno conduce a una movilización más rápida de las defensas en caso de un segundo encuentro. De hecho, este principio también permite inducir una respuesta más duradera y de mejor calidad llegado el caso. Este es el principio de las dosis de refuerzo, necesarias en algunas vacunas: la segunda inyección, administrada antes de que desaparezcan los efectos de la primera, refuerza las defensas y permite una síntesis más duradera de anticuerpos y linfocitos de memoria antiinfecciosos.

Hay que tener en cuenta que también se pueden realizar algunas vacunaciones de refuerzo para prolongar la protección contra un antígeno determinado. Es el caso, por ejemplo, de la vacunación contra una bacteria que provoca infecciones pulmonares y ORL en personas inmunodeprimidas: el neumococo. Una primera dosis de una vacuna denominada *Prevenar 13* establece una defensa contra 13 tipos —«valencias»— de neumococo. Una segunda inyección, administrada al menos dos meses después con una vacuna llamada *Pneumo 23*, refuerza la respuesta y amplía su acción a 23 valencias de neumococo.

Esta estrategia también se conoce como *prime-boost* (preparar al sistema inmunitario con la primera inyección y potenciar la respuesta con la segunda), que resulta útil en otras estrategias de vacunación, por ejemplo, contra el cáncer.

■ UNA VACUNA PARA CADA ENFERMEDAD

El principio de la vacunación se conoce desde la antigüedad y ha permitido erradicar muchas enfermedades infecciosas, algunas de ellas mortales; la viruela, por ejemplo. Los antiguos chinos comprendieron que inocular a los niños el pus de los enfermos de viruela reducía la virulencia de la enfermedad. En 1796, cuando Edward Jenner inoculó a partir de vacas la «viruela de la vaca», una cepa que causa una enfermedad leve similar a la viruela humana, pudo evitar que la enfermedad acabara con la vida de muchos niños pequeños. Con la extensión de este procedimiento, la viruela se erradicó en 1980.

Muchas otras enfermedades han visto reducida considerablemente su incidencia o virulencia con el desarrollo de la vacunación:

- La difteria (enfermedad bacteriana contagiosa responsable de una infección ORL grave y mortal en los niños) ha disminuido drásticamente desde la introducción de la vacunación en numerosos países desarrollados desde las décadas de 1940 y 1950 y en todo el mundo desde la de 1970. El total de casos de difteria notificados se ha reducido en más del 90 % durante el periodo 1980-2000.
- Tétanos (enfermedad bacteriana potencialmente mortal causada por heridas de objetos con tierra contaminada). La enfermedad es un importante problema de salud pública en las regiones con ingresos bajos, donde la cobertura de vacunación es baja. Gracias a esta vacuna, se ha conseguido reducir en un 97 % las muertes por tétanos en el mundo (periodo 1988-2018).
- Poliomielitis (enfermedad vírica que provoca una discapacidad neurológica motora extremadamente debilitante), cuya vacuna es obligatoria. Gracias a ella, el número de casos se ha reducido en más del 99 % desde 1988. En 2017 se reportaron 22 casos en todo el mundo (Afganistán, Nigeria y Pakistán son los únicos tres países donde no se ha erradicado por completo).
- Sarampión, parotiditis y rubéola. Estas enfermedades altamente contagiosas requieren vacunaciones de refuerzo porque su protección inmunitaria es limitada en el tiempo. Sin embargo, aún no se han erradicado y pueden ser potencialmente muy

graves, sobre todo en los niños pequeños, las personas inmunodeprimidas y las embarazadas.

Tras un drástico descenso del número de casos de sarampión
en la mayor parte de los países desarrollados, se han producido
varias epidemias desde entonces. Cerca del 83 % de los niños
recibieron una dosis de la vacuna antes de cumplir un año. Pese
a todo, se estima que en 2021 hubo unos 128 000 fallecimientos
por la enfermedad en todo el mundo.

- Hepatitis B (infección vírica responsable de hepatitis aguda y ci-
rrosis, que requiere trasplante de hígado, transmitida por vía
sexual o sanguínea): la vacunación introducida en 1982 ha limitado el número de nuevas infecciones, pero actualmente está
estancada debido a una cobertura de vacunación de alrededor
del 45 % entre los adolescentes. Esta falta de avance se explica
en parte por el rumor de un exceso de riesgo (no demostrado)
de esclerosis múltiple. Actualmente también es una vacuna
obligatoria.
- Enfermedad meningocócica (infección bacteriana responsable
de la meningitis aguda, potencialmente mortal como consecuencia de una complicación conocida como *púrpura fulmi-
nans*). Actualmente, la cobertura es del 70 % entre los lactantes
y del 10-20 % entre los adolescentes y adultos jóvenes, la población más afectada por esta enfermedad contagiosa (en especial
en las escuelas y universidades). Por el momento, este nivel de
cobertura no garantiza la erradicación de esta grave infección.
Desde la década de 2010 se están llevando a cabo campañas
preventivas masivas y programas de vacunación sistemática en
todo el mundo.

▨ EFECTOS INDESEABLES

Como todos los medicamentos, las vacunas pueden causar efectos indeseables (efectos secundarios). Los más frecuentes son fiebre leve y dolor o enrojecimiento en el lugar de la inyección. Los
efectos secundarios graves son muy raros y se controlan e investi-
gan con detalle cuando se producen.

Cabe señalar que no hay que confundir los efectos indeseables
con las contraindicaciones que impiden el uso de las vacunas. Es-

tas últimas son poco frecuentes: alergias a determinados componentes (huevo, por ejemplo), embarazo e inmunosupresión en el caso de las vacunas vivas.

Cuando los rumores ganan terreno

En los últimos años, determinado tipo de información falsa ha empañado los mensajes de salud pública sobre las ventajas de la vacunación. Aunque a veces hay que hacer caso de ciertas advertencias, la verificación de los datos sigue siendo esencial. De hecho, todas las reacciones adversas se notifican y analizan en profundidad para encontrar las causas y comprobar si las vacunas son responsables de ellas o no.

Algunos ejemplos de esta información falsa:

• La vacuna triple vírica causa autismo: no es cierto. Una publicación de 1998 que sugería esta hipótesis estaba en la práctica distorsionada por irregularidades en la interpretación de los resultados. La revista científica implicada retiró el artículo de la publicación y varios estudios posteriores han demostrado que no existe relación entre la triple vírica y el autismo.

• Las enfermedades prevenibles mediante vacunación están prácticamente erradicadas en muchos países donde se vacuna contra ellas, por lo que no hay razón para vacunarse: tampoco es cierto. Solo una amplia cobertura de vacunación (>90-95 % de la población) puede evitar la circulación de cepas infecciosas. Se trata también de un principio altruista: algunas personas no pueden vacunarse por determinadas contraindicaciones. Vacunar a todos los que sí pueden es la protección de aquellos.

• Las enfermedades infantiles como el sarampión o las paperas no son graves; simplemente son desagradables: esto no es cierto. Pueden derivar en formas graves de la enfermedad, potencialmente mortales o muy discapacitantes (en particular, la inflamación grave del cerebro).

En cuanto al riesgo de que la vacuna contra la hepatitis B provoque esclerosis múltiple, esta sospecha existe desde finales de la década de 1990 y la aparición de algunos casos de esclerosis múltiple tras la ampliación de la campaña de vacunación. Sin embargo, nueve de cada diez estudios realizados *a posteriori* no han demostrado ninguna relación causal.

INMUNOGLOBULINAS POLIVALENTES PARA PACIENTES INMUNODEPRIMIDOS

Además de la vacunación, otra inmunoterapia puede optimizar las defensas antiinfecciosas: la utilización de inmunoglobulinas polivalentes en ciertos casos de inmunodepresión.

Como hemos visto, inmunoglobulinas es sinónimo de anticuerpos. En ciertas formas de inmunodepresión, la respuesta denominada *humoral* del sistema inmunitario (mediada por anticuerpos) es deficiente, ya sea por falta de cantidad (lo que se conoce como *hipogammaglobulinemia*) o por falta de calidad en la respuesta.

Son varias las patologías que pueden asociarse a esta circunstancia, ya sean genéticas (que aparecen en la infancia y la juventud, como la enfermedad denominada *inmunodeficiencia común variable*) o secundarias y relacionadas con otras enfermedades generales, como ciertos tipos de cáncer de sangre (leucemia, linfoma).

En estas situaciones, los pacientes están expuestos al riesgo de infecciones por gérmenes encapsulados (véase más arriba), como el neumococo o el meningococo. La eficacia de la vacuna en estos pacientes inmunodeprimidos no siempre es óptima y requiere un tratamiento alternativo.

El uso de inmunoglobulinas polivalentes equivale a la administración de anticuerpos procedentes de donantes sanos o sintetizados (industrialmente) para proporcionar una amplia cobertura antiinfecciosa. El objetivo no es restablecer una respuesta específica contra una infección concreta, sino obtener la protección general «polivalente» que cabría esperar de un sistema inmunitario en funcionamiento normal.

CAPÍTULO 4

Alergias e hipersensibilidades

Los fenómenos de hipersensibilidad engloban todas las manifestaciones relacionadas con reacciones excesivas a componentes ambientales. Los de tipo alérgico son reacciones exageradas del sistema inmunitario ante una sustancia denominada *alérgeno*.

En Europa, se calcula que alrededor de 1 de cada 4 personas (25 %) padece algún tipo de alergia, según la Academia Europea de Alergología e Inmunología Clínica (EAACI, por sus siglas en inglés), es decir, unos ciento cincuenta millones de personas. Se cree que afecta en torno al 20 % de la población mundial.

Se trata de un importante problema de salud pública: la OMS clasifica las enfermedades alérgicas como la cuarta enfermedad crónica más frecuente, por detrás de las enfermedades tumorales, cardiovasculares y endocrinas, pero muy por delante de otras patologías, como las enfermedades autoinmunes.

En realidad, los síntomas de la alergia están relacionados con los síntomas de los órganos irritados. Esta irritación en sí depende del tipo de contacto con el alérgeno y, por tanto, de la reacción del sistema inmunitario ante él.

Órgano afectado	Síntomas
Piel	Erupción cutánea, picor (prurito): eccema, urticaria
Nariz	Aumento de las secreciones nasales: rinitis
Ojos	Enrojecimiento, sequedad, picor: conjuntivitis
Aparato respiratorio	Aumento de las secreciones bronquiales, reducción del diámetro de los bronquios, molestias respiratorias: asma
Aparato digestivo	Dolor abdominal, diarrea

¿QUÉ ES UNA ALERGIA? ¿Y UNA HIPERSENSIBILIDAD?

La hipersensibilidad es una reacción inmunitaria exagerada, desproporcionada a la exposición a una sustancia extraña. Esta reacción excesiva provoca síntomas inflamatorios localizados (enrojecimiento, calor, hinchazón, dolor, sensación de picor) y, a veces, síntomas generalizados (descenso de la tensión arterial, problemas respiratorios), que pueden poner en peligro la vida. Varios mecanismos inmunitarios pueden estar en el origen de una hipersensibilidad.

La alergia es la hipersensibilidad más frecuentemente observada en la población. Está relacionada con el reconocimiento específico, por parte de un individuo alérgico, de una sustancia extraña por parte de la inmunoglobulina E (IgE). Así pues, la patología surge de la presencia anormal de anticuerpos IgE frente a una sustancia extraña: el alérgeno. Los mastocitos, que son células inmunitarias que se encuentran en los tejidos, reconocen estos anticuerpos IgE. Los mastocitos así activados liberan moléculas inflamatorias (histamina, prostaglandina, triptasa) responsables de los síntomas alérgicos: urticaria, hinchazón y aumento de las mucosas. En los casos más graves, el edema puede ser muy importante (angioedema) y la alergia puede provocar dificultades respiratorias, tos (broncoespasmo) e incluso una bajada de la tensión arterial (hipotensión): así se produce el shock anafiláctico.

Se distingue entre hipersensibilidad alérgica e hipersensibilidad no alérgica.

HIPERSENSIBILIDAD ALÉRGICA

Todas las hipersensibilidades alérgicas están relacionadas con un mecanismo de sensibilización específico del sistema inmunitario. En el caso de la hipersensibilidad alérgica, el sistema inmunitario adaptativo —los anticuerpos de los linfocitos B o los receptores

TCR de los linfocitos T— reconoce específicamente la sustancia extraña. El papel de la inmunidad adaptativa en la hipersensibilidad explica dos fenómenos importantes: la sensibilización y el empeoramiento al volver a exponerse al alérgeno.

■ SENSIBILIZACIÓN

Para activar una respuesta inmunitaria específica, primero hay que entrar en contacto con el antígeno. Este primer contacto, denominado *fase de sensibilización*, activa una respuesta inmunitaria adaptativa dirigida contra el alérgeno (producción de anticuerpos o linfocitos específicos). Esto explica por qué las manifestaciones de hipersensibilidad alérgica no se producen durante el primer encuentro con el alérgeno, sino a veces años más tarde, durante un segundo encuentro (con un medicamento o un alimento, por ejemplo).

■ AGRAVAMIENTO EN CASO DE REEXPOSICIÓN

La activación de una respuesta inmunitaria adaptativa conduce al desarrollo de una memoria inmunitaria específica contra el alérgeno. Si se vuelve a exponer al alérgeno, la reacción de hipersensibilidad inmunitaria es más precoz e intensa y, por tanto, más peligrosa para el individuo.

Las hipersensibilidades alérgicas las causan diferentes mecanismos inmunitarios, según la clasificación de Gell y Coombs de 1963:

- Hipersensibilidad de tipo I, conocida como hipersensibilidad *inmediata*
  Se trata de las manifestaciones inminentes de ciertas alergias: urticaria, asma alérgica, rinitis. Su mecanismo está mediado por la inmunoglobulina E (IgE), que activa los mastocitos. Estas reacciones se producen al entrar en contacto con el alérgeno.
- Hipersensibilidad de tipo II
  Depende de otros mecanismos inmunitarios, en los que interviene la inmunoglobulina G (IgG) o el sistema del complemento (o ambos). Estas reacciones suelen comenzar a las pocas horas

de entrar en contacto con el alérgeno. Este mecanismo es responsable, por ejemplo, de ciertas anemias (destrucción de glóbulos rojos) que se producen por hipersensibilidad a los medicamentos, cuando estos entran en contacto con los glóbulos rojos. Incluye también la reacción ante una transfusión entre pacientes con incompatibilidad de grupo sanguíneo.

- Hipersensibilidad de tipo III
Depende de los complejos formados entre un antígeno presente en la sangre (denominado *antígeno circulante*) y los anticuerpos, que forman grupos de anticuerpos denominados *inmunocomplejos*. Estos últimos pueden ser responsables, por ejemplo, de síntomas de inflamación de pequeños vasos sanguíneos, lo que se conoce como *vasculitis inmunoalérgica*. Son mecanismos que tardan más en desencadenarse, lo que justifica su denominación de hipersensibilidad *semirretrasada*.

- Hipersensibilidad de tipo IV
Dependen de la acción de los linfocitos T (CD4 o CD8). Desencadena, por tanto, mecanismos de larga duración, por lo que se conocen como fenómenos de hipersensibilidad *retrasada*. Son los mecanismos responsables de los eccemas, por ejemplo.

Atopia: una predisposición genética

La atopia es una predisposición genética a producir espontáneamente grandes cantidades de anticuerpos IgE. El factor determinante son los antecedentes predisponentes, generalmente familiares, al desarrollo de varias alergias, en particular a sustancias comunes: polen, polvo, alérgenos alimentarios, etc. Normalmente, una persona atópica suele sufrir eccemas, rinitis alérgica («fiebre del heno») y asma.

HIPERSENSIBILIDAD NO ALÉRGICA E INTOLERANCIAS

A diferencia de la hipersensibilidad alérgica, la hipersensibilidad no alérgica está relacionada con una reacción inmunitaria excesiva que no está vinculada a un reconocimiento específico. La mayoría de los casos de hipersensibilidad no alérgica se vinculan con la activación directa del sistema inmunitario innato (mastocitos), que reconoce la sustancia extraña como una señal de peligro a través de sus receptores innatos (receptores *toll-like*, TLR). La ausencia de un papel por parte del sistema inmunitario adaptativo explica por qué la hipersensibilidad no alérgica se produce en el primer contacto con la sustancia extraña, pero no empeora o incluso disminuye con la reexposición (ausencia de memoria inmunitaria).

A diferencia de la hipersensibilidad, las intolerancias (como las alimentarias) no están ligadas a la activación del sistema inmunitario, sino a las propiedades intrínsecas de la molécula extraña y a su acción directa sobre el organismo. Es el caso, por ejemplo, de los efectos secundarios digestivos de la morfina, de la toxicidad directa de ciertos alimentos mal conservados (pescado), etc.

Enfermedades autoinmunes y alergias: características comunes

Los mecanismos que se tienen en cuenta a la hora de clasificar los tipos de hipersensibilidad en cuatro grupos son comparables a los presentes en ciertas manifestaciones autoinmunes (véase al respecto el capítulo siguiente).

De hecho, la acción del sistema inmunitario en respuesta a un alérgeno puede ser idéntica a la observada en respuesta a un autoantígeno, dependiendo de las moléculas que presente el antígeno (o alérgeno) en cuestión.

LOS PRINCIPALES ALÉRGENOS

Un alérgeno es un antígeno que provoca una respuesta alérgica en individuos genéticamente predispuestos en un entorno adecuado. La capacidad de un alérgeno para inducir una respuesta inmunitaria depende de varios factores, como su tamaño, la composición de sus moléculas, su entorno, etc.

De hecho, la reacción inmunitaria a un alérgeno solo se desencadena por un número limitado de determinantes de este alérgeno: los epítopos. Esto significa que no todas las proteínas presentes en la superficie de un alérgeno o que forman parte de él son responsables de reacciones de hipersensibilidad.

Por tanto, es importante distinguir entre:

- la fuente alergénica, que puede ser un animal (por ejemplo, un gato y su pelo);
- componentes alergénicos (proteínas);
- y, dentro de ellos, los epítopos alergénicos.

También hay que tener en cuenta que diferentes organismos pueden compartir determinados epitópicos alergénicos. Por ejemplo, algunos epítopos del abedul son muy similares a los de la manzana. Esto explica las alergias cruzadas entre elementos diferentes (aparentemente muy distintos).

LAS DIFERENTES FAMILIAS

Se distinguen:

- alérgenos transportados por el aire (neumalérgenos);
- alérgenos alimentarios (trofoalérgenos);
- alérgenos ocupacionales;
- alérgenos recombinantes (proteínas sintéticas).

Entre los neumalérgenos se encuentran los ácaros del polvo doméstico, unos insectos diminutos que se alimentan de partículas de la piel humana y prosperan en lugares cálidos y húmedos (ropa de cama), la caspa de las mascotas, las cucarachas, el moho y el polen. Son los responsables más frecuentes de la hipersensibilidad de tipo I (rinitis o «fiebre del heno» y, sobre todo, asma).

Los trofoalérgenos son alérgenos de origen alimentario (huevo, cacahuete, pescado, leche, etc.); son los principales responsables del asma infantil, pero también causan urticaria y diarrea. La alergia a los cacahuetes en los niños puede provocar un ataque de asma, incluso al ingerir otros alimentos que contengan restos.

Los alérgenos ocupacionales se encuentran principalmente en productos que utilizan determinados profesionales (disolventes, pinturas, barnices, productos químicos, etc.) y están implicados en la hipersensibilidad retardada de tipo IV, como el eccema de contacto.

MECANISMOS DEL SISTEMA INMUNITARIO EN LA HIPERSENSIBILIDAD

HIPERSENSIBILIDAD DE TIPO I

En la hipersensibilidad de tipo I se distingue entre dos fases:

- una fase de sensibilización, esto es, el primer encuentro con el alérgeno, que prepara la memoria inmunitaria;
- una fase efectora, durante un nuevo encuentro con el alérgeno, que revela esta hipersensibilidad.

Cuando el organismo encuentra por primera vez un antígeno externo, este es captado por las células dendríticas y otras células presentadoras de antígenos presentes en el lugar (piel, barreras digestivas, respiratorias, etc.). A continuación, la célula dendrítica migra al ganglio linfático más cercano y prepara el antígeno para su presentación a los linfocitos T.

En el caso de una persona alérgica, existen factores genéticos ligados al alérgeno que dirigirán la respuesta de los linfocitos T de tipo «Th2».

La fase denominada *efectora* se produce cuando el organismo se vuelve a encontrar con el alérgeno. Puede producirse en un plazo variable, desde unos meses hasta unos años después de la sensibilización. En este momento, los anticuerpos IgE reconocen rápidamente el alérgeno y, a su vez, activan mastocitos específicos (libres o adheridos a las células). La combinación «alérgeno + IgE», captada por los receptores FcεRI de los mastocitos (más raramente, basófilos), induce la activación de estas células, que se denominan *efectoras*. Son las responsables de los síntomas de hipersensibilidad a través de la liberación de sustancias en la histamina (por eso, precisamente, son tan eficaces los antihistamínicos).

A lo largo de varios días, la reacción también puede amplificarse con la ayuda de otros elementos del sistema inmunitario, dando lugar a una inflamación importante, como se observa en el caso del asma.

HIPERSENSIBILIDAD DE TIPO II Y DE TIPO III

La hipersensibilidad de tipo II y la de tipo III desempeñan un papel menos importante, al menos en apariencia, ya que no están implicadas en las reacciones a los alérgenos ambientales. Los mecanismos que entran en juego en estos tipos de hipersensibilidad se encuentran tanto en ciertas hipersensibilidades autoinmunes (hiperreacción a un antígeno propio) como en reacciones a antígenos externos, en particular la hipersensibilidad a medicamentos y las reacciones de incompatibilidad por transfusión de sangre.

La hipersensibilidad de tipo II implica el reconocimiento por parte de un anticuerpo de un antígeno presente en la superficie de una célula, lo que da lugar a una cascada de acontecimientos inmunitarios destinados a eliminar la célula en cuestión.

También es la responsable de las reacciones provocadas por fármacos, conocidas como *anemias hemolíticas inducidas por fármacos*. En estas situaciones, que pueden observarse con la penicilina, por ejemplo, el fármaco se une a la superficie de los glóbulos rojos. Una reacción de este tipo puede dar lugar a la producción de anticuerpos dirigidos contra la combinación «glóbulos rojos-fármaco», lo que provoca la destrucción de los glóbulos rojos (hemólisis), obliga a suspender el fármaco en cuestión y, en ocasiones, a administrar medicación inmunosupresora para detener la reacción inmunitaria.

En la hipersensibilidad de tipo III entran en juego los «complejos inmunológicos». Estos elementos están formados por una combinación de antígenos circulantes y anticuerpos. En lo que a hipersensibilidad alérgica se refiere, están implicados en ciertas reacciones a fármacos y en la hipersensibilidad pulmonar. Por ejemplo, la inhalación crónica de antígenos presentes en el heno (por parte de los agricultores) y en los excrementos de aves (por parte de los criadores) es responsable de lesiones de hipersensibilidad y de daños en la membrana alveolar pulmonar de estos profesionales, lo que se conoce como *alveolitis alérgica extrínseca*.

HIPERSENSIBILIDAD DE TIPO IV

Al igual que la hipersensibilidad de tipo I, la hipersensibilidad de tipo IV requiere una fase inicial de sensibilización y una fase efectora, es decir, al menos dos contactos con el antígeno, aunque en este último caso con inducción de una respuesta de linfocitos T (a diferencia de la IgE, responsable de la hipersensibilidad de tipo I).

En el establecimiento de esta respuesta inmunitaria de memoria interviene una amplia gama de antígenos: es el caso de todos los antígenos infecciosos, que permiten la aparición de la memoria antibacteriana, antivírica, etc.

Ante un nuevo encuentro con el antígeno, se desencadena el sistema inmunitario adaptativo (específico), que necesita de 48 a 72 horas para desarrollarse, lo que explica que se la califique de hipersensibilidad *retardada*. Esta reacción conduce a la destrucción rápida de los antígenos que hay que eliminar (infecciones, por ejemplo, reconocidas como un peligro).

En el caso de las alergias, las reacciones inmunitarias específicas son exageradas y, al igual que en las hipersensibilidades de tipo I, también dependen de factores genéticos y de las propiedades del alérgeno y su entorno. El resultado es la destrucción del antígeno en el lugar donde se presenta: esto es lo que se observa en particular con los alérgenos responsables de los eccemas de contacto, sobre todo en determinadas profesiones, o con el uso de determinadas joyas.

FACTORES QUE FAVORECEN LA APARICIÓN DE HIPERSENSIBILIDAD ALÉRGICA

Como sabemos, no todas las personas que se encuentran con una fuente alergénica determinada desarrollan una alergia. Es innegable que existen varios factores interrelacionados responsables de la aparición de estas patologías, además de la naturaleza del alérgeno en sí: al menos, los antecedentes familiares (genética) y el entorno.

EL PAPEL DE LA GENÉTICA

Los antecedentes familiares desempeñan un papel importante, de hecho, se sabe que algunas familias tienen «antecedentes alérgicos».

Es lo que sucede con la atopia: esta predisposición a producir grandes cantidades de IgE al encontrarse el organismo con un alérgeno determinado (lo que aumenta el riesgo de hipersensibilidad de tipo I) a menudo ha estado presente en la misma familia durante varias generaciones.

Cuantas más personas atópicas haya en una familia, mayor será el riesgo de desarrollar los síntomas.

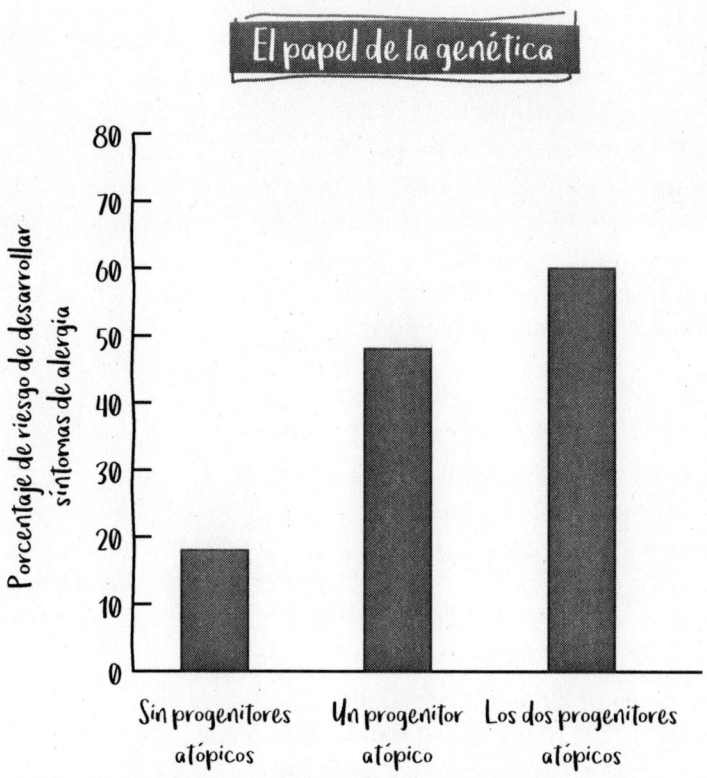

El papel de la genética

El riesgo de desarrollar síntomas de alergia depende de los anteceden-tes familiares. Si ninguno de los progenitores es atópico, el riesgo es de alrededor del 10 %, pero aumenta si uno de los progenitores lo es (alre-dedor del 50 %) y es mayor si ambos progenitores lo son (alrededor del 80 %).

Los estudios genéticos también han demostrado que varios ge-nes intervienen en diferentes etapas de la fisiopatología de la alergia (sistema HLA, genes celulares, respuestas de citocinas, etc.).

EL PAPEL DEL ENTORNO

El papel del entorno también es decisivo. Varios factores favorecen la secreción inespecífica de IgE incluso en ausencia de un alérgeno:

- El tabaquismo pasivo, en particular en las embarazadas, favorece en los hijos la presencia de anticuerpos IgE y síntomas de hipersensibilidad inmediata.
- Contaminación medioambiental.
- Los hábitos alimentarios desempeñan un papel indirecto: la obesidad, por ejemplo, incide de diversas maneras sobre el sistema inmunitario, modificando sus funciones y su capacidad para responder adecuadamente a los estímulos externos. Así pues, existe un vínculo entre el asma y la obesidad, al igual que entre el consumo de omega-3 y la reducción de la atopia gracias a la protección antioxidante.

También estamos asistiendo a la aparición de nuevos alérgenos relacionados con los cambios en la oferta de la industria alimentaria: el aumento del uso comercial de anacardos, soja o las proteínas precedentes de la cabra y la oveja está provocando un mayor riesgo de alergia a estos componentes, así como un aumento de las alergias cruzadas.

El uso de algunos de estos ingredientes en la fabricación de otros alimentos y el aumento de la sensibilización a los pólenes de frutas y vegetales también son factores de esta aparición.

El creciente mercado de los complementos alimentarios, el uso de productos a base de polen y las modificaciones de lo que consumimos también tienen su parte de culpa. Por ejemplo, el uso de gluten modificado en la harina de trigo favorece la aparición de alergias en personas tolerantes a la harina de trigo natural (no se trata de celiaquía).

EL ASMA: UNA ENFERMEDAD EN SÍ MISMA, NO SOLO UNA ALERGIA

El asma se presenta con frecuencia como una manifestación central de algunas alergias. En realidad, se trata de una patología pulmonar que puede adoptar distintas formas, aunque existe una forma específica denominada *asma alérgica*, que puede agudizarse (hipersensibilidad de tipo I) o hacerse crónica (hipersensibilidad de tipo IV).

Los síntomas del asma los causa el «broncoespasmo». Esta reducción brusca del tamaño de los bronquios es la responsable de las sibilancias que se oyen al espirar, ya que es al salir el aire cuando los bronquios tienden a cerrarse. Este colapso se acentúa cuando existe una inflamación bronquial crónica.

De hecho, el mecanismo del asma es fundamentalmente inflamatorio, lo que implica la activación del sistema inmunitario en la pared bronquial. Esta circunstancia, a medida que se cronifica, conduce a cambios en la organización del tejido bronquial (se conoce como *remodelación*) y a una reducción de su calibre.

Como resultado de la activación del sistema inmunitario local, se liberan mediadores (leucotrienos, prostaglandinas, etc.) que mantienen la inflamación local.

En la inflamación bronquial desempeñan un papel notorio diversos factores, sobre todo ambientales (tabaquismo, contaminación), aunque también genéticos y alérgicos. No obstante, pueden intervenir asimismo otros factores, como el esfuerzo o las variaciones de temperatura.

MECANISMO Y TRATAMIENTO DIFERENCIADOS

Existen dos tipos de asma: el asma alérgica, causada principalmente por agentes externos (mecanismo de hipersensibilidad de tipo I y IV), y el asma no alérgica, que corresponde a una patología pulmonar inflamatoria que se vuelve autónoma. El tratamiento no es exactamente el mismo, ya que los mecanismos son diferentes.

Durante las crisis de asma, la activación repentina del sistema inmunitario es responsable a nivel local del reclutamiento de eosinófilos, neutrófilos, linfocitos T y mastocitos. Esto provoca la producción de citocinas inflamatorias y la liberación de moléculas que causan edema de la mucosa bronquial y espasmo de los músculos que rodean los bronquios (broncoespasmo), lo que contribuye a reducir el tamaño de estos últimos.

Así, el tratamiento de la crisis pasa inicialmente por la necesidad de aliviar el espasmo (administración de moléculas farmacológicas que dilatan los bronquios, como el Ventoline®), pero rápidamente —y de forma indispensable en casos de asma crónica— por la de aliviar la inflamación mediante el uso de cortisona.

DIAGNÓSTICO BASADO EN EXÁMENES RESPIRATORIOS

El diagnóstico se basa en exámenes respiratorios especializados que realizan expertos en neumología para comprobar la disminución del flujo de aire espirado (lo que podría indicar una reducción del calibre de los bronquios) y la sensibilidad al Ventoline®. El tratamiento lo prescribe un médico especialista y se combina con un seguimiento a largo plazo, junto a información sobre los síntomas y sobre cómo seguir los tratamientos.

PRUEBAS ALERGOLÓGICAS

Para diagnosticar la hipersensibilidad debida a un mecanismo alérgico es necesario seguir un procedimiento.

Por supuesto, el primer paso esencial es consultar a un médico —de cabecera o alergólogo—, que establecerá la sospecha de alergia tras una serie de preguntas. Es importante recordar que muchos síntomas comunes (tos estacional, goteo nasal, picores, etc.) se catalogan erróneamente como «alergias», a veces con graves consecuencias en términos de reducción de la exposición a ciertos alimentos, o incluso con eliminación innecesaria.

Solo tras examinar todos los elementos descritos anteriormente (antecedentes familiares y personales, tipo de manifestación clínica, imputabilidad de alérgenos sospechosos en función de la duración de la exposición y de las manifestaciones presentadas, etc.) se puede identificar la hipersensibilidad alérgica y realizar las pruebas.

PRUEBAS CUTÁNEAS Y BIOLÓGICAS

Las pruebas se dirigen a la sospecha que se plantea durante la consulta: no se busca de manera aleatoria. Hay que recordar que las pruebas que se describen a continuación solo están diseñadas para detectar la sensibilización, no la alergia. Evidentemente, una prueba positiva implica que el sistema inmunitario ya se ha encontrado con el alérgeno en cuestión. Pero solo hablaremos de alergia si se corresponde con síntomas clínicos ya experimentados por el paciente.

Se distingue entre pruebas cutáneas y pruebas biológicas.

▓ PRUEBAS CUTÁNEAS

Existen dos tipos principales de pruebas que exploran los mecanismos de la respuesta inmunitaria a determinados alérgenos. Se trata de las pruebas de punción, que exploran la hipersensibilidad de tipo I, y las pruebas del parche, que exploran la hipersensibilidad de tipo IV.

Las primeras consisten en pinchar la piel (en el antebrazo, por ejemplo) con una gota de alérgeno y luego observar la respuesta, que se manifiesta en forma de enrojecimiento y picor. Las segundas se realizan con una especie de tiritas que contienen pequeñas cantidades de alérgeno y que se colocan en la piel de la espalda. Para explorar la hipersensibilidad retardada (por ejemplo, eccema), se mantienen durante dos días antes de comprobar si se ha producido una reacción local.

▪ PRUEBAS BIOLÓGICAS

Consisten en la detección de anticuerpos IgE «específicos» para un alérgeno determinado (o, más a menudo, para un grupo de alérgenos). También en este caso es importante subrayar que solo se analizan los alérgenos de los que se sospecha.

TRATAMIENTOS PARA LA HIPERSENSIBILIDAD ALÉRGICA

Los tratamientos para la hipersensibilidad alérgica dependen esencialmente del mecanismo de hipersensibilidad (dividido en dos grupos: I o II/III/IV) y del alérgeno concreto. El primer paso, si es posible, es evitar el contacto con el alérgeno una vez identificado (alimentos, medicamentos, etc.). Por supuesto, esto es más complicado con los alérgenos que se transportan por el aire, como el polen.

Además de la evitación, los tratamientos buscan tratar los síntomas:

- En la hipersensibilidad de tipo I, los síntomas relacionados con la producción de histamina (picor, erupción cutánea, tos, etc.) requieren el uso de antihistamínicos (por ejemplo, si hay urticaria).
- En el asma alérgica, los síntomas respiratorios se combaten mediante la inhalación de dilatadores (Ventoline®) y corticoesteroides para combatir la inflamación bronquial.
- En el eccema de contacto (hipersensibilidad de tipo IV), los síntomas están relacionados con la inflamación de la piel. Por ello, pueden utilizarse cremas antiinflamatorias con corticoesteroides hasta que desaparezcan los síntomas.
- Además, en determinadas formas graves de hipersensibilidad inmediata (angioedema que provoca hinchazón de la úvula o

incluso shock anafiláctico con hipotensión grave), pueden utilizarse otros tratamientos (cortisona o incluso adrenalina) según indicación médica.

Pero, en general, el conocimiento de los factores agravantes (alérgenos y posibilidad de evitarlos, síntomas de irritación inicial, etc.) sigue siendo la mejor manera de hacerles frente.

INMUNOTERAPIA ANTIALÉRGICA: LA DESENSIBILIZACIÓN

Dado que la hipersensibilidad alérgica implica al sistema inmunitario, existen terapias específicas para combatir su activación cuando esta es excesiva. En la práctica, la desensibilización sigue siendo el único tratamiento potencialmente curativo de una alergia, es decir, puede aliviar los síntomas incluso en caso de nuevo contacto con el alérgeno.

Esta estrategia es especialmente útil en la lucha contra los alérgenos ambientales transportados por el aire (polen, pelo de animales, etc.), contra los que es prácticamente imposible conseguir una evitación total.

En la hipersensibilidad de tipo I, el principio se basa en el conocimiento de los mecanismos implicados, como se ha descrito anteriormente, es decir, la orientación anormal hacia los linfocitos Th2 y la producción de IgE cuando el organismo se encuentra con el alérgeno por primera vez. Esta orientación anormal se basa en unos antecedentes genéticos concretos, pero también en las propiedades del alérgeno (dosis, tamaño, estructura, etc.).

Durante la desensibilización, el objetivo es restablecer una respuesta inmunitaria adecuada (tolerancia) mediante el uso de dosis progresivamente crecientes del alérgeno (administradas por vía oral o inyectable) durante varias semanas o meses con el fin de «reajustar» la respuesta inmunitaria hacia la producción normal de anticuerpos IgG (que no causan síntomas) en lugar de anticuerpos IgE.

CAPÍTULO 5

Enfermedades autoinmunes e inflamatorias

En este capítulo se aborda un ámbito importante que a menudo no se comprende bien y sobre el que, por tanto, hay mucha información desacertada. La noción de enfermedades autoinmunes y autoinflamatorias se refiere, de hecho, a la agresión del sistema inmunitario contra el propio organismo, la mayoría de las veces en ausencia de un factor desencadenante que lo justifique.

Como veremos, varios factores contribuyen a la aparición de estas enfermedades. La activación del sistema inmunitario puede verse favorecida por un agente externo (generalmente no identificado), una genética predisponente o un entorno favorable (papel de las hormonas, la luz solar, el tabaquismo, el estrés, etc.). Sin embargo, la mayoría de estas afecciones siguen siendo raras, poco conocidas y difíciles de diagnosticar.

SIMILITUDES Y DIFERENCIAS

Lo que tienen en común las enfermedades autoinmunes y las inflamatorias es que están vinculadas a una activación importante y a menudo crónica del sistema inmunitario. En ambos casos, evolucionan en brotes a lo largo de meses o años, a través de una inflamación —persistente en diverso grado y forma— que provoca daños en el organismo, todo ello en función de los mecanismos implicados. Se tiende a contraponer estos dos grupos de enfermedades, cuando en realidad el responsable es el mismo sistema inmunitario, que las manifiesta de maneras diferentes.

Las enfermedades inflamatorias, las más conocidas de las cuales son la enfermedad de Crohn y las fiebres recurrentes familiares, se relacionan inicialmente con una activación anormal de la inmunidad innata (inespecífica), aunque posteriormente se sustentan en mecanismos en los que interviene la inmunidad adaptativa (linfocitos T y B).

Como veremos, con frecuencia dependen de anomalías genéticas, no identificadas en su totalidad con precisión hasta la fecha.

Lo que todas tienen en común es la puesta en marcha de una maquinaria denominada *inflamasoma*, un conjunto de elementos de las células humanas que conduce a la producción de genes y proteínas implicados en la aparición de la fiebre. El resto de los síntomas que caracterizan a cada enfermedad (problemas digestivos, dolores articulares, lesiones oculares o auditivas, etc.) dependen de la cascada de acontecimientos que se producen como consecuencia, lo que causa daños en determinados tejidos preferentes.

Enfermedades autoinmunes e inflamatorias

Genética   Entorno   Genética

Trastornos autoinmunes monogénicos   Trastornos multigénicos   Trastornos inflamatorios monogénicos

iPEX (Fox p3)   Lupus   APS   Crohn   FMF
ALPS (Fas)   AR   Osteítis aséptica   HORTON   TRAPS
APECED (AIRE)   Esclerodermia   SAPHO   CCA   HIDS
   Síndrome de   Uveítis   CAPS
    Sjögren   Enfermedad   PAPA
   iDDM   de Behçet   Blau
   Tiroiditis   Vasculitis
   Celiaquía   Síndrome de
     Schnitzler

Autoinmunidad   Autoinflamación

Lista y definiciones de los acrónimos que aparecen en la figura:

Trastornos autoinmunes monogénicos: IPEX (síndrome de inmunodesregulación, polendocrinopatía, enteropatía autoinmune ligada al cromosoma X [una mutación en el gen Foxp3]), ALPS (síndrome linfoproliferativo con autoinmunidad [una mutación en el gen Fas o Fas-ligando]), APECED (poliendocrinopatía autoinmune de tipo 1 ligada a una mutación en el gen AIRE).

Trastornos multigénicos: AR (artritis reumatoide), IDDM (diabetes insulinodependiente), APS (espondiloartritis), SAPHO (síndrome de acné-pustulosis-hiperostosis-osteítis), CCA (condrocalcinosarticularis).

Trastornos inflamatorios monogénicos: FMF (fiebre mediterránea familiar), TRAPS (síndrome periódico asociado al receptor TNF), HIDS (síndrome de hiper-IgD), CAPS (síndrome periódico asociado a la criopirina), PAPA (artritis piógena, pioderma gangrenoso, acné).

En cambio, las enfermedades autoinmunes, como la artritis reumatoide o el lupus eritematoso sistémico, implican esencialmente a la inmunología adaptativa. En estas enfermedades, el sistema inmunitario ataca específicamente los componentes del propio organismo, a los antígenos «propios». Estos últimos son generalmente «tolerados», pero esta tolerancia (en el sentido inmunológico) puede romperse, dando lugar a un reconocimiento patológico del autoantígeno. Como en todas las situaciones descritas anteriormente, el reconocimiento del antígeno como agresor por parte del sistema inmunitario conduce, en función de su naturaleza, a diversas cascadas de acontecimientos inmunitarios (en los que intervienen los anticuerpos, el complemento, las células asesinas, etc.) responsables de daños en el organismo, que en última instancia dependen del mecanismo implicado y del órgano en el que se produzcan.

En términos terapéuticos, lo que tienen en común estas enfermedades es que para detener los daños es necesario interrumpir la activación del sistema inmunitario. Por ello, los tratamientos habituales han pasado por el uso de medicación de la familia de la cortisona y de inmunomoduladores o inmunosupresores. Sin embargo, estos tratamientos tienen una acción muy amplia e inespecífica. El conocimiento cada vez más detallado de los mecanismos implicados en la aparición y el mantenimiento de estas enfermedades ha propiciado que en los últimos veinte años podamos contar con una nueva familia de tratamientos: las bioterapias dirigidas, cuyo objetivo es proporcionar una mejor acción con un mejor perfil de tolerancia, sobre todo a largo plazo. Sin embargo, aún queda mucho camino por recorrer y numerosos interrogantes por resolver.

ENFERMEDADES AUTOINMUNES

Por tanto, las enfermedades autoinmunes son el resultado de una agresión del sistema inmunitario al reconocer un autoantígeno. Normalmente el sistema inmunitario tolera estos autoantígenos, que participan, como ya hemos visto, en la educación de los linfocitos T y B.

Vacunas y enfermedades autoinmunes: ¿mito o realidad?

La vacunación está en el centro de una triste sospecha: dado que la cobertura vacunal contra ciertas infecciones disminuye en la población, estas mismas enfermedades vuelven a provocar epidemias, a veces de forma grave. Ha sido el caso del sarampión y el tétanos —ambas, enfermedades que pueden ser mortales— en los últimos años.

El descenso de las vacunaciones tiene su origen en la creciente desconfianza de algunos sectores de la población sobre los supuestos efectos de las vacunas. Esta desconfianza se debe, como suele ocurrir, al desconocimiento, a la manipulación de las cifras y a la escasa cobertura de los medios de comunicación. Entre los mitos que se señalan a menudo figura el «riesgo de esclerosis múltiple», profusamente difundido a raíz de la campaña de vacunación contra la hepatitis B a mediados de la década de 1990. Los diagnósticos de esclerosis múltiple que hubo después de aquellas vacunaciones crearon mucha confusión, lo que llegó a provocar la suspensión de la campaña entre los escolares franceses.

En los últimos veinte años, se ha demostrado ampliamente que las tasas de la enfermedad no son mayores en las personas vacunadas que en las no vacunadas. La esclerosis múltiple es una enfermedad neurológica desmielinizante grave vinculada a un trastorno autoinmune del sistema inmunitario. En un individuo predisponente, cualquier estimulación significativa del sistema inmunitario puede desencadenar la aparición de esta enfermedad; por tanto, la causa es la predisposición de la persona, y no la vacuna (la enfermedad probablemente se habría desarrollado de todos modos, con vacuna o sin ella). Múltiples estudios han demostrado que no existe ninguna relación causal.

Muchos países, como Estados Unidos, están llevando a cabo una campaña masiva de vacunación contra la hepatitis B sin que se observe un aumento de las enfermedades autoinmunes.

FACTORES QUE CONDUCEN A UNA DISFUNCIÓN DEL SISTEMA INMUNITARIO

Muchos factores modifican la regulación del sistema inmunitario y aumentan su capacidad de reacción:

- La exposición a la radiación ultravioleta provoca cambios en las células que la reciben, que a su vez se vuelven inmunógenas (y pueden causar, por ejemplo, lupus).
- El papel de las hormonas femeninas, cuyo ciclo desempeña un papel indirecto en la regulación de la respuesta inmunitaria, explica la mayor incidencia de problemas autoinmunes en las mujeres en edad fértil y el posible desencadenamiento durante el embarazo y el parto.
- El papel de las infecciones: durante una fase de defensa contra cualquier agresor, la reacción inmunitaria puede descontrolarse y provocar un brote de enfermedad autoinmune en un contexto de predisposición. Este mecanismo también puede tener que ver con la aparición de brotes de enfermedades autoinmunes después de las vacunas, cuando las enfermedades aún no se han diagnosticado o son inestables. Las vacunas no provocan en ningún caso enfermedades autoinmunes (véase el recuadro anterior).

- El papel de ciertos medicamentos que, al unirse a antígenos del propio organismo, pueden hacer a estos últimos inmunogénicos, permitiendo que el sistema inmunitario los reconozca.

La composición genética de cada persona también desempeña un papel importante y poco conocido, ya que las enfermedades autoinmunes no están vinculadas a cambios en un gen conocido, sino más bien a una cascada de acontecimientos que contribuyen al desarrollo de la afección. Por último, el entorno es decisivo: el tabaquismo, la contaminación y la exposición a diversos productos en el lugar de trabajo, por ejemplo, pueden influir en el funcionamiento del sistema inmunitario.

MECANISMOS INMUNITARIOS EN EL ORIGEN DE LOS SÍNTOMAS

Tras el reconocimiento del antígeno propio por el sistema inmunitario, la cascada de reacciones es similar a la que ya hemos abordado en la lucha contra el cáncer, la defensa antiinfecciosa o la alergia: lanzamiento de una señal de peligro por las células de la inmunidad innata e inicio de la inflamación, presentación del autoantígeno por las células dendríticas a los linfocitos T, activación de estos últimos, cooperación con las demás células implicadas en la inmunidad (linfocitos B y producción de anticuerpos, linfocitos T CD8 citotóxicos), amplificación de la respuesta inmunitaria y, por último, fin del proceso.

Así pues, este mecanismo explica una característica común a todas estas enfermedades: el desarrollo de recaídas, desencadenadas por factores a veces identificados, pero más a menudo desconocidos (véase más arriba).

Los síntomas clínicos varían en función del tipo de antígeno presentado, de cómo lo activa el sistema inmunitario y del órgano o tejido en el que se produce.

Se distingue, por ejemplo, entre enfermedades autoinmunes específicas de un órgano y enfermedades autoinmunes no específicas de un órgano (llamadas *sistémicas*).

ENFERMEDADES AUTOINMUNES ESPECÍFICAS DE UN ÓRGANO

Se caracterizan por el reconocimiento de un antígeno específico de un órgano. En estas situaciones, solo el órgano afectado presentará manifestaciones autoinmunes. Algunos ejemplos son las lesiones del páncreas (diabetes de tipo I o autoinmune), del tiroides (enfermedad de Hashimoto) o del estómago (enfermedad de Biermer). Este es el caso, tan frecuente, de los trastornos endocrinos autoinmunes. En la diabetes de tipo I (diabetes autoinmune), el sistema reconoce y destruye progresivamente las células de los islotes del páncreas necesarias para producir insulina. En esta patología, cuyo origen sigue siendo poco conocido, intervienen diversos mecanismos inmunológicos, como la producción de anticuerpos antiinsulina por parte de linfocitos B autorreactivos o linfocitos T citotóxicos, que se entrelazan de forma compleja.

Del mismo modo, el tiroides puede ser objeto de reacciones inmunológicas dirigidas contra algunos de sus componentes. Dos mecanismos principales merecen mención:

- La mayoría de las tiroiditis autoinmunes (conocidas como *de Hashimoto*) están relacionadas con la destrucción del tejido tiroideo, que el sistema inmunitario reconoce como patógeno. Como en cualquier reacción inmunológica, suele haber una fase inicial de inflamación, tras la cual la función tiroidea se deteriora progresivamente (lo que se conoce como *hipotiroidismo*). Los análisis de sangre revelan anticuerpos dirigidos contra moléculas implicadas en la función tiroidea, como la tiroglobulina o la tiroperoxidasa (TPO).
- En algunos casos, los anticuerpos pueden reconocer un receptor en la superficie de las células e interferir en su función. Se trata de un mecanismo de hipersensibilidad de tipo II, descrito con detalle en el cuarto capítulo. En la enfermedad tiroidea, por ejemplo, los anticuerpos pueden atacar al receptor de la hormona estimulante del tiroides (TSH). Sin embargo, la unión de este anticuerpo al receptor de la TSH se reconoce como la señal de estimulación y el tiroides empieza a funcionar de forma exce-

siva e inapropiada, provocando síntomas de hipertiroidismo (fiebre, diarrea, pérdida de peso, nerviosismo, temblores, etc.).

En general, estas enfermedades específicas de un órgano afectan a un solo tejido, que es el que presenta la disfunción. Sin embargo, en ciertos casos, algunas personas pueden combinar varias enfermedades endocrinas autoinmunes (combinación de diabetes, tiroiditis, insuficiencia suprarrenal, etc.).

ENFERMEDADES AUTOINMUNES NO ESPECÍFICAS DE UN ÓRGANO

Son mucho más amplias y complejas. En estos casos, los autoantígenos suelen ser elementos de estrés celular que no afectan a un órgano en particular, por lo que no existe una vinculación entre el daño a los tejidos afectados y el tipo de antígeno. También en este caso la activación del sistema inmunitario implica los mecanismos de hipersensibilidad de tipo II, III y IV ya presentados, que a menudo se combinan. Algunos ejemplos son la artritis reumatoide, el lupus eritematoso sistémico y el síndrome de Gougerot-Sjögren, que se describirán más adelante.

PRUEBAS DIAGNÓSTICAS

Se sospecha de enfermedades autoinmunes:

- Si los síntomas se hacen patentes (especialmente, lesiones cutáneas o dolor articular).
- Ante determinado tipo de perfil (la mayoría de las veces, mujeres jóvenes, debido al importante papel de la impregnación hormonal, aunque esto no es exclusivo).
- Si hay antecedentes familiares de enfermedades autoinmunes.
- En ausencia de cualquier otra enfermedad que se pueda explicar ante esos síntomas (infecciones en particular).

Una vez despertadas estas sospechas, una serie de pruebas, sobre todo biológicas e inmunológicas, ayudan a confirmar la hipótesis y a establecer el diagnóstico.

La presencia de autoanticuerpos confirma la existencia de una autoinmunidad denominada *biológica*. Estos son anticuerpos dirigidos contra componentes de las células humanas. Aunque algunos pueden estar presentes en pacientes sanos, un nivel excesivo debe hacer sospechar de una enfermedad autoinmune. No obstante, es importante tener en cuenta que en determinadas situaciones, sobre todo ante las infecciones, pueden encontrarse estos anticuerpos en las muestras de sangre como consecuencia de la fuerte estimulación del sistema inmunitario. En estos casos, desaparecen una vez superado el episodio, por eso es tan importante para confirmar la autoinmunidad comprobar en diferentes ocasiones la presencia de estos anticuerpos.

Por último, otras pruebas inmunológicas pueden ser útiles para el diagnóstico o seguimiento de estas enfermedades. Es el caso de la prueba del complemento, en particular, de los componentes C3 y C4.

ALGUNOS EJEMPLOS DE ENFERMEDADES AUTOINMUNES

El número exacto de personas afectadas por enfermedades autoinmunes es difícil de calcular debido a la dificultad del diagnóstico y a la falta de registros sanitarios exhaustivos. No obstante, la mayoría de estas enfermedades son raras (según la definición de la OMS, afectan a menos de 1 de cada 2000 personas).

Las enfermedades autoinmunes más comunes son las tiroiditis, que afectan a casi el 1 % de la población.

Entre las enfermedades autoinmunes denominadas *sistémicas*, las más frecuentes son la artritis reumatoide y el síndrome seco autoinmune (síndrome de Gougerot-Sjögren), que afectan a alrededor del 0,2-0,5 % de la población, seguidas del lupus, que afecta a alrededor del 0,1 % de la población en los países desarrollados.

Sin embargo, el número total de personas que padecen enfermedades autoinmunes (recién diagnosticadas y en tratamiento y seguimiento) representa casi entre el 5 y el 10 % de la población: estas enfermedades son, por tanto, un importante problema de
salud pública después del cáncer y las enfermedades cardiovasculares.

LUPUS ERITEMATOSO SISTÉMICO

Entre los ejemplos de enfermedades autoinmunes, el lupus es
una de las más conocidas, entre otras cosas porque representa un
amplio espectro de manifestaciones emblemáticas de la autoinmunidad.

Actualmente se estima que en el mundo hay unos cinco millones
de personas con algún tipo de lupus.

Esta afección se manifiesta generalmente entre la adolescencia y
los 40 años, pero la intensidad de los síntomas explica el retraso, a
veces muy notable, entre los primeros síntomas y el diagnóstico.
Existe un claro predominio femenino, lo que pone de relieve el importante papel de la impregnación hormonal.

En la aparición de una recaída del lupus pueden intervenir algunos factores concretos: infecciones, medicación, embarazo, estrés físico o psicológico, etc.

Los signos habituales de esta enfermedad incluyen trastornos cu-
táneos y articulares. Suelen ser benignos, aunque a veces muy de-
bilitantes. La gravedad de la enfermedad suele estar relacionada
con el daño a determinados órganos clave, en particular los riñones, pero a veces también la pleura o el sistema circulatorio.

La lesión cutánea característica del lupus es el eritema malar, lo
que explica el nombre de la enfermedad: una úlcera roja (corrosi-
va como el lobo, *lupus* en latín) en los pómulos, agravada por la
exposición al sol y asociada a una inflamación local que puede ser
grave. Otras lesiones cutáneas son frecuentes, sobre todo en las
zonas expuestas al sol (cuello, escote, brazos, espalda), y pueden
afectar a todo el cuerpo. También pueden producirse otros trastornos de la piel y las mucosas (púrpura, nódulos, aftas, daños en
las uñas, caída del cabello, etc.).

Los problemas articulares suelen conllevar dolores que afectan sobre todo a las manos y los dedos, aunque pueden ocurrir en todas las articulaciones. Se sienten sobre todo al final de la noche y por la mañana, y pueden hacer que el paciente se despierte por la noche a causa del propio dolor. También pueden ir asociados a rigidez en las articulaciones y, por la mañana, se requiere de un tiempo variable para notar cierto alivio (ya que la función articular mejora durante la mañana). En este sentido, el dolor es contrario del dolor «mecánico» (presente en la artrosis, por ejemplo), que empeora durante el día y con el esfuerzo, y predomina por la noche.

TODOS LOS ÓRGANOS POTENCIALMENTE AFECTADOS

Los riñones pueden sufrir daños graves, lo que provoca edema, a veces hipertensión arterial grave y destrucción progresiva o rápida de la función renal, que puede poner en peligro la vida. A veces es necesaria la diálisis o el trasplante de riñón.

Por lo general, todos los órganos pueden verse afectados por el lupus (pleuresía, sistema nervioso, anemia, descenso de plaquetas, etc.), que es una enfermedad denominada *sistémica*.

▩ POLIARTRITIS REUMATOIDE

La poliartritis reumatoide es una enfermedad autoinmune de las articulaciones que provoca brotes inflamatorios dolorosos y, si no se trata, deformidad progresiva de las articulaciones debido a la destrucción progresiva del cartílago y la membrana sinovial.

▩ SÍNDROME DE GOUGEROT-SJÖGREN

Es la segunda enfermedad autoinmune no específica de un órgano más frecuente, después de la poliartritis reumatoide, y afecta aproximadamente a 1 de cada 2000 personas. Es un síndrome autoinmune seco, responsable de sequedad de boca y ojos, a veces incapacitante. Puede asociarse a dolor generalizado y fatiga extrema.

◾ MIOSITIS INFLAMATORIAS

Las enfermedades autoinmunes de los músculos forman un grupo de patologías que tienen en común un estado muscular deficiente, dolor y, en algunos casos, lesiones pulmonares, cutáneas y articulares. Su conocimiento ha experimentado una revolución en los últimos años gracias a los avances tecnológicos, que han permitido saber más acerca de estas enfermedades raras y adecuar mejor su tratamiento. Incluye la polimiositis, la dermatomiositis (asociada a afectación cutánea), el síndrome antisintetasa (asociado a afectación pulmonar, a veces como síntoma más relevante), la miositis necrotizante, etc.

Cabe señalar que algunas de estas enfermedades pueden asociarse a algunos tipos de cáncer o incluso preceder al diagnóstico de cáncer.

◾ VASCULITIS DE VASOS PEQUEÑOS

Estas enfermedades se corresponden con la inflamación de los vasos sanguíneos de pequeño diámetro. Estos vasos —por su propia naturaleza— sirven para distribuir la sangre a todos los órganos y están presentes en todo el cuerpo. Por tanto, al menos en principio, todos los órganos pueden verse afectados, ya que las paredes de los vasos son el lugar de una activación del sistema inmunitario responsable de su oclusión, lo que provoca una falta de oxígeno (isquemia) en los tejidos que riegan. Existen varias enfermedades con diferentes nombres: enfermedad de Wegener (granulomatosis con poliangeítis), enfermedad de Churg y Strauss (granulomatosis eosinofílica con poliangeítis), poliangeítis microscópica, púrpura reumatoide, etc. Los trastornos más característicos son estos: color púrpura de la piel, afectación en los riñones (glomerulonefritis con insuficiencia renal, a veces muy grave), en los pulmones (hemorragia intraalveolar con expectoración de sangre), etc., entre otros muchos síntomas.

Gluten y celiaquía

La celiaquía es una patología digestiva asociada a la intolerancia al gluten, responsable de malas digestiones y malnutrición, así como de otros síntomas (dolores articulares, trastornos psicológicos y neurológicos, etc.).

El gluten es un componente de muchos cereales (trigo, cebada, centeno, avena, etc.).

Esta enfermedad es de origen autoinmune, vinculada a una hiperreacción a determinadas proteínas del gluten (gliadina) que provoca una inflamación digestiva y una reducción de la superficie de absorción del intestino (atrofia vellositaria). No se trata de una alergia ni está causada por una «mala digestión» del gluten.

Como en todas las enfermedades autoinmunes, existe un factor predisponente. La genética desempeña probablemente un papel importante, ya que tener un familiar afectado aumenta el riesgo de padecer la enfermedad. El diagnóstico puede derivarse de síntomas de malabsorción: diarrea, pérdida de peso, aparición de carencias nutricionales, etc. Biológicamente, se encuentran autoanticuerpos (antigliadina, antitransglutaminasa), pero la atrofia vellositaria se confirma mediante biopsia digestiva tomada a través de una endoscopia.

Sin embargo, en los últimos años ha aumentado la tendencia a autodiagnosticar la intolerancia al gluten como causa de muchas dolencias cotidianas (diarreas ocasionales, dolores mixtos, hinchazón, malestar general). En este sentido, se ha demostrado que la desaparición de varios de estos síntomas está asociada a una mejora en la alimentación, limitando el exceso de cereales, sin necesidad de eliminarlos, y favoreciendo su variedad. Diversos estudios de doble ciego no han mostrado ninguna diferencia entre los síntomas que aparecen con o sin gluten en personas no celíacas. Este cambio de hábitos alimentarios debe ser razonable en todo momento y no ha de provocar carencias, ya que cualquier extremo es potencialmente perjudicial.

ENFERMEDADES INFLAMATORIAS

Al igual que las enfermedades autoinmunes, las enfermedades inflamatorias están vinculadas a una activación importante y anormal del sistema inmunitario, responsable de una amplia gama de manifestaciones que tienen en común la inflamación. En este caso, las anomalías de la inmunidad innata suelen estar más implicadas, a diferencia de las enfermedades autoinmunes, que se caracterizan por una desregulación de la inmunidad adaptativa. Sin embargo, como hemos visto, esta dicotomía es cada vez más difusa, ya que la frontera entre «autoinmunidad» y «autoinflamación» es mínima y algunas enfermedades pueden responder a ambas.

MECANISMOS DE AUTOINFLAMACIÓN

La inflamación es el principio de la respuesta inmunitaria a un agresor dado, en particular cuando los receptores de reconocimiento de patrones (PRR, *pattern recognition receptors*) presentes en las células de la inmunidad innata reconocen los PAMP (patrones moleculares asociados a patógenos). El resultado es la producción de múltiples moléculas, las citocinas, responsables de la fiebre, la fatiga, el dolor, etc.

Esta inflamación puede medirse mediante análisis de sangre y controlarse a lo largo del tiempo. Una proteína llamada *proteína C reactiva*, o PCR, es un buen reflejo de la inflamación circulante. Sin embargo, esta PCR no es específica de ninguna patología concreta, por lo que puede aparecer en todas las situaciones de activación inmunitaria (infección, cáncer, enfermedad autoinflamatoria, etc.).

Las enfermedades autoinflamatorias afectan con mayor frecuencia a los niños y, de hecho, los primeros síntomas aparecen en la infancia. En estos casos, síntomas cíclicos como la «fiebre recurrente» asociada a otros síntomas (dolor abdominal, dolor articular, erupción cutánea tipo urticaria, etc.) apuntan a una enfermedad concreta. A pesar de ello, estas enfermedades también pueden diagnosticarse en la edad adulta.

La causa de este tipo de autoinflamación suele ser genética: mutaciones en genes implicados en el control de la inmunidad innata. Estas mutaciones provocan una alteración en un grupo de proteínas conocido como *inflamasoma*, una especie de torre de control de la inflamación que se debe activar en respuesta a diferentes estímulos, pero que, en el caso de estas enfermedades, se activa sin recibir la orden.

PRINCIPALES ENFERMEDADES AUTOINFLAMATORIAS

Entre las enfermedades autoinflamatorias que suelen comenzar en la infancia se encuentran las siguientes:

- Fiebre mediterránea familiar (FMF), ligada a mutaciones generalmente presentes en el gen denominado *MEFV (MEditerranean FeVer)*, aunque puede responder a otras mutaciones. Afecta principalmente a familias de la cuenca mediterránea, lo que explica su nombre. Se manifiesta con ataques de fiebre asociados a dolores abdominales parecidos a los de la pseudoapendicitis, peritonitis, dolores articulares y musculares, inflamación de la piel, etc.
- Fiebre hereditaria intermedia ligada al receptor TNF 1A (síndrome TRAPS).
- Fiebre intermitente asociada a la deficiencia de mevalonato cinasa (MKD o síndrome de hiper-IgD), una enfermedad rara que comienza en la infancia.
- Criopirinopatías.

Esta lista no es ni mucho menos exhaustiva. Sería inútil describir todas las enfermedades autoinflamatorias, a las que cada poco tiempo se añaden otras nuevas gracias a una mejor caracterización de los genes implicados en la inflamación precoz y de sus mutaciones.

Cabe señalar que otras enfermedades de aparición más tardía comparten características clínicas con estas enfermedades auto-inflamatorias sin que la genética esté implicada con tanta preci-sión, como en las enfermedades inflamatorias intestinales; es el caso de la enfermedad de Crohn.

COMPLICACIONES GENERALES DE LAS ENFERMEDADES AUTOINMUNES E INFLAMATORIAS

Todas estas patologías asociadas a la activación crónica del siste-ma inmunitario —además del daño orgánico específicamente vin-culado a cada enfermedad— tienen consecuencias comunes.

Durante más de veinticinco años, se ha demostrado que las enfer-medades autoinmunes, como el lupus y la artritis reumatoide, au-mentan el riesgo de secuelas cardiovasculares (infarto de miocar-dio, accidente cerebrovascular). Más recientemente, también se han asociado a otras enfermedades que afectan al sistema inmu-nitario, como la infección crónica por VIH. Asimismo, desde la dé-cada de 1990 se reconoce que la aterosclerosis (modificación pro-gresiva de las paredes arteriales por la adición de lípidos, lo que conduce a una reducción de su tamaño y al riesgo de formación de placas) es un fenómeno inflamatorio, vinculado en particular a la migración de células inmunitarias (macrófagos, linfocitos T, etc.) a las paredes arteriales.

En el caso de las enfermedades autoinmunes, el aumento de la aterosclerosis se asocia a un mal control de la enfermedad, pero también a la persistencia de anomalías biológicas aunque los sín-tomas hayan desaparecido, lo que justifica un tratamiento cróni-co y un seguimiento prolongado.

En lo que a las enfermedades autoinflamatorias se refiere, el ries-go es más bien el de desarrollar una afección conocida como *ami-loidosis*, vinculada al depósito de proteínas de la inflamación en determinados tejidos (riñones, hígado, corazón, tubo digestivo, etc.), lo que provoca su mal funcionamiento.

TRATAMIENTOS E INMUNOTERAPIAS PARA LAS ENFERMEDADES AUTOINMUNES E INFLAMATORIAS

Las manifestaciones de disfunción del sistema inmunitario deben controlarse adecuadamente tanto para limitar los síntomas como para reducir las consecuencias a largo plazo que acabamos de mencionar.

Existen tres métodos principales no farmacológicos:

- Seguir de manera regular la aparición de síntomas (incluso los menos patentes) y vigilar los signos biológicos.
- Evitar los posibles factores agravantes (control de la medicación, infecciones, radiación ultravioleta para el lupus...).
- Dejar de fumar, un factor potenciador en muchas situaciones.

Por supuesto, estas medidas no son suficientes, pero complementan los tratamientos farmacológicos, destinados a frenar la acción del sistema inmunitario.

LA CORTISONA

Para todas las enfermedades autoinmunes, el uso de cortisona sigue siendo esencial, ya que ayuda a frenar la autorreactividad del sistema inmunitario y a frenar la inflamación. Sin embargo, se utiliza mucho menos para tratar las enfermedades autoinflamatorias, para las que se dispone de otras armas terapéuticas.

Los corticosteroides que se utilizan para la autoinmunidad son potentes agentes antiinflamatorios con un mecanismo de acción no selectivo, lo que justifica su uso generalizado.

Sin embargo, el uso prolongado de cortisona puede provocar efectos secundarios (riesgo de osteoporosis, diabetes, hipertensión arterial), lo que obliga a adaptar la alimentación y requiere supervisión médica a largo plazo.

MEDICAMENTOS INMUNOSUPRESORES

Los fármacos inmunosupresores pueden utilizarse para limitar la necesidad de tomar cortisona en dosis excesivamente altas durante periodos prolongados, pero también en determinadas situaciones graves en las que el pronóstico podría poner en peligro la vida.

La mayoría de estas moléculas se vienen utilizando desde hace largo tiempo e inhiben el sistema inmunitario inespecífico, por lo que se recurre a ellas para tratar muchas enfermedades. Algunas de estas terapias también se utilizan en forma de quimioterapia para ciertos tipos de cáncer o como fármacos en caso de trasplante.

Su modo de acción es variado, pero en general privan a las células inmunitarias de la capacidad de sintetizar ADN y, por tanto, de multiplicarse.

Aunque sus efectos secundarios pueden ser notorios, sobre todo como consecuencia de la inmunosupresión (riesgo de infecciones llamadas *oportunistas*, véase la página 145, «Los diferentes tipos de infecciones»), no son similares a los de la cortisona.

INMUNOMODULADORES

El objetivo de estas sustancias es reprogramar el sistema inmunitario sin exponerlo al riesgo de inmunosupresión e infección.

Con frecuencia se utilizan dos moléculas:

- La hidroxicloroquina (Plaquenil®), piedra angular del tratamiento del lupus, se utiliza con frecuencia en ciertas enfermedades autoinmunes. Originalmente era un tratamiento para el paludismo (un antipalúdico denominado *sintético*), que ya no es muy eficaz contra las cepas de paludismo actuales, a menudo resistentes. Sin embargo, su modo de acción consiste en modificar la sensibilidad de ciertos receptores de la inmunidad innata (TLR) presentes en las células inmunitarias, hecho que mejora la relación tolerancia/autorreactividad.
- Colchicina: muy utilizada para las afecciones autoinflamatorias (fiebre mediterránea familiar, gota); se trata de un potente antiinflamatorio. Debe vigilarse la tolerancia digestiva por el riesgo de diarrea.

INMUNOTERAPIAS

Como ya hemos dicho, las moléculas mencionadas son muy eficaces, pero no se dirigen al sistema inmunitario. Gracias a los progresos realizados en la comprensión de los objetivos implicados en cada una de las patologías autoinmunes o autoinflamatorias, y con el objetivo de limitar el uso generalizado de la cortisona y los inmunosupresores —con sus riesgos infecciosos y metabólicos—, la llegada de las inmunoterapias ha supuesto un punto de inflexión importante en los últimos veinte años.

En este contexto, existe un gran número de anticuerpos monoclonales (véase la página 111). Su objetivo depende de la enfermedad en cuestión.

ANTICUERPOS ANTI-TNF

Estos anticuerpos monoclonales actúan sobre la vía del TNF, una de las principales citocinas de la inflamación. Históricamente, se ha recurrido al infliximab (Remicade®), el adalimumab (Humira®) y el etanercept (Enbrel®), pero en los últimos años se han comercializado compuestos mejorados. Se utilizan ampliamente para tratar la artritis reumatoide, la enfermedad de Crohn y otras patologías digestivas inflamatorias. También, en ciertas afecciones autoinflamatorias, como la fiebre intermedia hereditaria ligada al receptor TNF 1A (síndrome TRAPS). El TNF está muy implicado en estas enfermedades, por lo que frenar específicamente su acción ha supuesto una revolución, sobre todo en el tratamiento de la artritis reumatoide. En esta enfermedad, las bioterapias han frenado la destrucción articular e incluso han ofrecido la perspectiva de una reconstrucción, limitando así las molestias funcionales asociadas al dolor, los ataques inflamatorios y la deformidad.

RITUXIMAB (MABTHERA®)

Se trata de un anticuerpo monoclonal, como en los casos anteriores, pero dirigido específicamente contra el CD20, un marcador de los linfocitos B. Se utiliza para tratar ciertas enfermedades autoinmunes que afectan a los linfocitos B (varias formas de lupus, vasculitis de vasos pequeños, ciertas miositis inflamatorias, etc.).

OTRAS INMUNOTERAPIAS

Los anticuerpos anti-IL1 (canakinumab, Ilaris®), anti-IL1RA (anakinra, Kineret®) y anti-IL6 (tocilizumab, RoActemra®) se dirigen contra dos vías principales de la inflamación mediadas por las citocinas IL-1 e IL-6. Estas vías están muy implicadas en el desarrollo de ciertas enfermedades autoinflamatorias, como las criopirinopatías (vía IL-1) o determinadas enfermedades autoinmunes (artritis reumatoide: vía IL-6).

Existen otras muchas inmunoterapias disponibles o en desarrollo, que cada vez se determinan con mayor precisión, dirigidas a objetivos específicos. Aunque su funcionamiento y eficacia son incuestionables, están bajo constante observación y hay que tener en cuenta los efectos secundarios a la hora de utilizarlas.